대사증후군을 극복하는 음식과 운동편
치매, 음식이 정답이다

꿈이있는집플러스

치매
음식이 정답이다

치매에 효과적인 슈퍼푸드 30가지와 간편한 집밥 레시피

치매 음식이 정답이다

초판 1쇄 인쇄 – 2024년 08월 20일
편 저 – 동의보감 약초사랑
편집 제작 – 행복을만드는세상
발행처 – **꿈이있는집플러스**
발행인 – 이영달
출판등록 – 제2018-14호
서울시 도봉구 해등로 12길 44 (205-1214)
마케팅 물류 – 경기도 파주시 탄현면 금산리 345-10(고려물류)
전화 – 02) 902-2073
Fax – 02) 902-2074
E-mail : bookdream@naver.com

ISBN 979-11-93706-05-3 (03510)

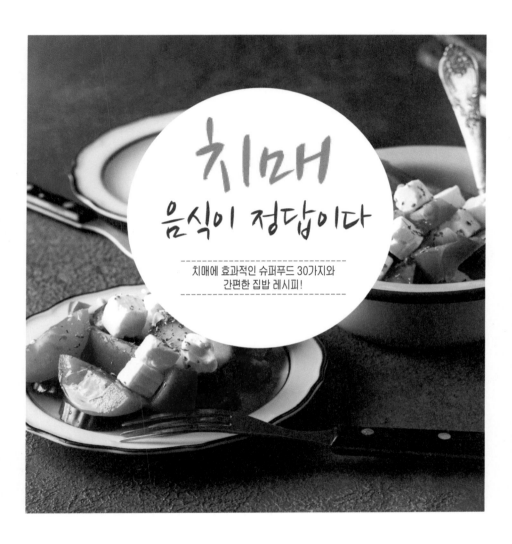

치매
음식이 정답이다

치매에 효과적인 슈퍼푸드 30가지와
간편한 집밥 레시피!

꿈꾸었던 집 플러스

치매는 한 번 걸리면 회복이 힘들다. 최고의 치료법은 예방에 있다. 치매는 두 뇌 기능 이상에 의해 발생하므로 두뇌 활성화를 통해 신경세포와 이들의 연결 망인 신경 네트워크를 강화하는 것이 치매 예방의 첫걸음이다. 뇌는 인체 장기 중에서도 매우 튼튼한 장기여서 매일 제대로 사용한다면 그렇게 쉽게 쇠퇴하지 않는다. 치매와 밀접한 뇌 노화를 늦추는 방법을 찾아야 한다.

치매 초기증상일 때는 가벼운 증세가 자주 반복된다. 치매는 다른 질병과 달리 아주 느리게 진행되다가 시간이 흐를수록 점점 악화되기 때문에 초기 증상을 발견하기란 매우 어렵다. 예를 들면 정신기능에서 대부분 나타나는 기억력(최근에 있었던 경험적 사고에 대한 기억) 감퇴인데, 이것이 정말 치매증상인지 아니면 건망증인지를 구분하기가 무척 어렵다. 국내 치매 인구 100만 시대다. 대표적인 고령 질환인 만큼 평균 수명이 길어지고 노년층이 늘면서 치매에 걸리는 사람 역시 늘고 있다. 세계에서 가장 늙은 나라로 꼽히는 일본의 치매 환자는 600만명이 넘는다.

치매란 나이가 들면서 생기는 기억의 상실로 알고 있다. 하지만 의학적 정의로는 나이에 관계없이 두뇌의 퇴행성으로 발생하는 뇌질환 또는 뇌혈관 이상으로 발생되는 뇌혈관질환으로 나타나는 인지기능저하 즉 기억력, 언어능력, 지남력, 판단력, 수행능력 등의 후천적 다발성 장애를 말한다. 이와 같은 인지기능저하가 발생되면 스스로를 컨트롤할 수 없기 때문에 일상생활에 많은 제약이 따를 수밖에 없다.

따라서 조기에 치매를 발견하여 그 상황에 따른 적절한 조치와 함께 꾸준한 치료가 이뤄져야만 한다. 물론 초기에 발견한다고 해서 완벽하게 치매가 치료된다는 의미는 아니다. 여기서 말하는 치료는 진행을 늦춰주는 것을 말한다. 하지만 치매의 초기증상을 판단하기란 매우 어렵다. 왜냐하면 일반적으로 나이가 들어 두뇌의 노화로 나타나는 자연스러운 증상으로 생각하고 있기 때문이다. 따라서 아래와 같은 인지기능저하가 조금씩 자주 나타난다면 지체 없이 치매 전문 의사를 찾아가 정밀진단을 받아보는 것이 무엇보다 중요하다.

치매는 이 모든 것을 앗아간다. 물건을 어디 뒀는지 깜빡하고 단어가 떠오르지 않는 가벼운 증상을 시작으로 나중에는 사랑하는 가족과 자신의 존재를 잊어버리게 된다. 치매는 뇌가 제 기능을 하지 못할 때 발병한다. 수면장애가 지속되면 뇌 크기가 줄고, 치매 단백질은 쌓이기 마련이다. 나아가 신체와 정신을 파괴하는 만큼 평소 수면 관리를 해야 한다.

이 책에서는 치매의 개선 및 치료에 관하여 필요한 의학적 상식과 함께 치매에 효과적으로 판명된 슈퍼푸드 30가지로 집에서 간편하고 흔하게 먹는 음식의 선택과 요리방법을 선별에 놓았다. 건강한 음식들을 고르게 영양의 균형을 맞춰 섭취하여 치매의 예방과 치료에 많은 도움이 되었으면 하는 바램이다.

Chapter 01
치매란 무엇인가?

Chapter 02
치매의 종류는 어떤 것이 있을까?

01 알츠하이머 치매

Chapter 03
우리가 몰랐던 치매에
효과적으로 판명된 의외의 식품

부록

잘라내서 벽이나 냉장고에 붙혀놓고 보는
치매 걱정을 싹 없애주는 새로운 치매 뇌운동 수록!

치매 테스트

치매 체크리스트

평소 치매가 의심된다면 체크리스트를 통해 자가 진단을 해보자.

- [ ] 01. 어떤 일이 언제 일어났는지 기억하지 못할 때가 있다.
- [ ] 02. 며칠 전에 들었던 이야기를 잊는다.
- [ ] 03. 반복되는 일상생활에 변화가 생겼을 때 금방 적응하기가 힘들다.
- [ ] 03. 반복되는 일상생활에 변화가 생겼을 때 금방 적응하기가 힘들다.
- [ ] 04. 본인에게 중요한 사항을 잊을 때가 있다. (예를 들어 배우자 생일, 결혼 기념일 등)
- [ ] 05. 어떤 일을 하고도 잊어버려 다시 반복한 적이 있다.
- [ ] 06. 약속을 하고 잊은 때가 있다.
- [ ] 07. 이야기 도중 방금 자기가 무슨 이야기를 하고 있었는지를 잊을 때가 있다.
- [ ] 08. 약 먹는 시간을 놓치기도 한다.
- [ ] 09. 하고 싶은 말이나 표현이 금방 떠오르지 않는다.
- [ ] 10. 물건 이름이 금방 생각나지 않는다.

- [ ] 11. 개인적인 편지나 사무적인 편지를 쓰기 힘들다.
- [ ] 12. 갈수록 말수가 감소되는 경향이 있다.
- [ ] 13. 신문이나 잡지를 읽을 때 이야기 줄거리를 파악하지 못한다.
- [ ] 13. 신문이나 잡지를 읽을 때 이야기 줄거리를 파악하지 못한다.
- [ ] 14. 책을 읽을 때 같은 문장을 여러 번 읽어야 이해가 된다.
- [ ] 15. 텔레비전에 나오는 이야기를 따라 가기 힘들다.
- [ ] 16. 전에 가본 장소를 기억하지 못한다.
- [ ] 17. 길을 잃거나 헤맨 적이 있다.
- [ ] 18. 계산 능력이 떨어졌다.
- [ ] 19. 돈 관리를 하는 데 실수가 있다.
- [ ] 20. 과거에 쓰던 기구 사용이 서툴러졌다.

※ 이 설문은 환자 본인이 아닌 환자를 잘 아는 보호자가 작성하는 설문지로, 최근 6개월간의 해당사항에 체크해 주세요.

[결과]
4개 이하 : 건망증 가능성이 있음.
5~9개: 경도인지장애 가능성이 있음.
10개 이상: 치매 가능성 높음.
20개 중 10개 이상 해당되면 치매 가능성이 높기 때문에 정확한 진단을 위해 전문의와 상의하는 것을 권장합니다.

(가톨릭대학교 인천성모병원 정신건강의학과 제공)

치매 자가진단 테스트 ❶

: 한국치매학회)

	아니다 (0점)	가끔 (1점)	자주 (2점)
1. 오늘이 몇 월이고, 무슨 요일인지 잘 모른다.			
2. 자기가 놔둔 물건을 찾지 못한다.			
3. 같은 질문을 반복해서 한다.			
4. 약속을 하고서 잊어버린다.			
5. 물건을 가지러 왔다가 잊어버리고 그냥 온다.			
6. 물건이나 사람의 이름을 대기가 힘들어 머뭇거린다.			
7. 대화 중 내용이 이해되지 않아 반복해서 물어본다.			
8. 길을 잃거나 헤맨 적이 있다.			
9. 예전에 비해서 계산능력이 떨어졌다. (예 : 물건 값이나 거스름돈 계산을 못한다.)			
10. 예전에 비해 성격이 변했다.			
11. 이전에 잘 다루던 기구의 사용이 서툴러졌다. (세탁기, 전기밥솥, 경운기 등)			
12. 예전에 비해 방이나 집안의 정리 정돈을 하지 못한다.			
13. 상황에 맞게 스스로 옷을 선택하여 입지 못한다.			
14. 혼자 대중교통 수단을 이용하여 목적지에 가기 힘들다. (관절염 등 신체적인 문제로 인한 것은 제외)			
15. 내복이나 옷이 더러워져도 갈아입지 않으려고 한다.			

※6점 이상이면 치매 의심할 수 있음

치매 자가진단 테스트 ❷

	아니다 0점	그렇다 1점
1. 고혈압, 당뇨가 있다.		
2. 흡연 혹은 주 3회 이상, 술 2잔 이상을 한다.		
3. 하루 5시간 이하로 수면을 취한다.		
4. 치매 가족력이 있다.		
5. 어떤 일을 해 놓고 잊어버려 반복해서 하거나, 최근에 일어난 일을 기억하지 못한다.		
6. 사물의 이름이 금방 떠오르지 않고, 하고 싶은 말이나 표현이 생각나지 않는다.		
7. 전에 가 본 장소가 생각나지 않거나 길을 잃고 헤맨 적이 있다.		
8. TV를 보고 내용이 이해되지 않는다.		
9. 계산능력이 떨어지거나 돈 관리에 실수가 있다.		
10. 쉽게 화를 내거나 고집이 세어지거나, 혹은 이전과 정반대로 성격이 변했다.		

※5점 이상이면 치매 검진이 필요

치매 자가진단 테스트 ③

1. 말하다 머뭇거리거나 더듬거린다.
2. 물건 둔 곳을 기억 못한다.
3. 시간 배분을 못해 약속에 늦는다.
4. 물건 값 계산이 종종 힘들다.
5. 성격이 변했다는 소리를 듣는다.
6. 늘 하던 일인데 시간이 많이 걸린다.

※6가지 항목 중에 2개 이상 해당하면 치매 의심

치매 자가진단 테스트 ④

	예	아니오
1. 기억력에 문제가 있습니까?		
2. 기억력이 10년 전에 비해 떨어졌습니까?		
3. 또래에 비해 기억력이 나쁘다고 생각합니까?		
4. 기억력 저하로 생활에 불편을 느낍니까?		
5. 최근 일을 기억하기 어렵습니까?		
6. 며칠 전 대화를 기억하기 어렵습니까?		
7. 며칠 전 약속을 기억하기 어렵습니까?		
8. 친한 사람 이름을 기억하기 어렵습니까?		
9. 물건 둔 곳을 기억하기 어렵습니까?		
10. 전에 비해 물건을 자주 잃어버립니까?		
11. 집 근처에서 길을 잃은 적이 있습니까?		
12. 사려던 물건 이름을 기억하기 어렵습니까?		
13. 가스, 전기 끄는 것을 기억하기 어렵습니까?		
14. 자주 쓰는 전화번호를 기억하기 어렵습니까?		

※6개 이상 예라고 답하면 치매선별검사를 받아볼 것

Chapter

01

치매란 무엇인가?

Question

치매란 무엇인가?

and Answer 일반적으로 치매란 나이가 들면서 생기는 기억의 상실로 알고 있다. 하지만 의학적 정의로는 나이에 관계없이 두뇌의 퇴행성으로 발생하는 뇌질환 또는 뇌혈관 이상으로 발생되는 뇌혈관질환으로 나타나는 인지기능저하 즉 기억력, 언어능력, 지남력, 판단력, 수행능력 등의 후천적 다발성 장애를 말한다. 이와 같은 인지기능저하가 발생되면 스스로를 컨트롤할 수 없기 때문에 일상생활에 많은 제약이 따를 수밖에 없다.

따라서 조기에 치매를 발견하여 그 상황에 따른 적절한 조치와 함께 꾸준한 치료가 이뤄져야만 한다. 물론 초기에 발견한다고 해서 완벽하게 치매가 치료된다는 의미는 아니다. 여기서 말하는 치료는 진행을 늦춰주는 것을 말한다.

하지만 치매의 초기증상을 판단하기란 매우 어렵다. 왜냐하면 일반적으로 나이가 들어 두뇌의 노화로 나타나는 자연스러운 증상으로 생각하고 있기 때문이다. 따라서 아래와 같은 인지기능저하가 조금씩 자주 나타난다면 지체 없이 치매 전문 의사를 찾아가 정밀 진단을 받아보는 것이 무엇보다 중요하다.

치매의 중요성이 부각되는 이유는?

and
Answer

치매는 대뇌신경세포의 손상으로 인해 기억, 지능, 판단력, 의지, 실행능력, 시공간 지각능력 등이 상실되는 질환인데, 보편적으로 노인에게 많이 발병된다. 정상인이었던 사람이 이런 기능저하가 동반되는 치매를 앓음으로써 생후 6개월 정도의 지능으로 퇴보되는 것이다. 한마디로 치매는 성장과정을 거꾸로 되돌리는 역할을 한다. 예를 들어 아기가 태어나면 스스로 앉고 걷기를 경험하면서 기능적 완성을 이루고 인지능력이 발달되면서 대소변, 옷 입기, 씻기 등을 숙지하게 된다. 초등학교 저학년부터 돈의 가치와 관리법을 터득하고 점차 성장하면서 타인들과의 공동체를 통해 사회생활을 적응해나가면서 어른으로 성장하게 된다. 이어 인생의 꽃으로 불리는 청장년시기를 거쳐 노년기로 접어든다. 이런 노년기를 맞이하면서 치매에 걸릴 확률이 점점 높아진다. 물론 모든 노인들이 치매에 걸린다는 의미는 아니다. 어쨌든 치매라는 질병으로 인해 자신의 모든 것을 망각해버리면서 지능이 낮아져 과거부터 애기 병으로 불리기도 했다. 따라서 치매 환자는 시간이 흐를수록 기억력이 점차 사라져 자신의 신체적 기능이나 정신적 컨트롤을 스스로 할 수 없게 된다. 이에 따라 환자와 함께 생활하고 있는 가족들이 겪어야할 정신적, 육체적, 물질적 고통은 이루 말할 수가 없다. 현재 우리나라는 고령화 사회로의 발전이 빨라지면서 이와 함께 치매발병률까지 높아져 중요한 사회적 문제로 다뤄지고 있다.

치매의 일반적인 변화들을 알아보자

and Answer 기억장애가 나타난다.

- 이름이나 전화번호가 생각나지 않는다.
- 며칠 전, 몇 시간 전에 들었던 말이 기억나지 않아 동일한 질문을 반복한다.
- 어떤 일을 했지만 그것을 기억하지 못해 다시 그 일을 반복한다.
- 어떤 물건을 둔 곳을 잊어버려 다시 찾으려고 한다.
- 오전 일을 오후에 기억하지 못하거나, 방금 전 일을 기억하지 못한다.
- 가스레인지 위에 음식을 올려놓고 잊어버려 음식을 태우는 경우가 잦아진다.

언어장애가 나타난다.

- 하고 싶은 말이 잘 나오지 않거나 물건 이름을 기억하지 못한다.
- 독서를 할 때 동일한 문장을 여러 번 반복해 읽어야만 이해할 수 있다.
- 신문 또는 잡지를 읽을 때 내용을 잘 이해할 수가 없다.
- 상대의 말을 이해하거나 알아듣지 못한다(청력저하 증상일 수도 있음).

시공간능력의 저하(방향감각의 상실)가 나타난다.

- 방향감각이 갑자기 저하되면서 길을 잃거나 자주 방문한 곳도 헤맨다.
- 심할 땐 집안의 화장실도 찾지 못한다.

계산능력 저하가 나타난다.

- 계산능력이 떨어지면서 숫자에 둔감해져 돈 관리를 제대로 할 수가 없다.
- 시장에서 어떤 물건을 구입한 후 거스름돈을 생각하지 못해 그냥 돌아온다.

성격 및 감정변화가 나타난다.

- 과거엔 사교성이 강해 외출이 잦았지만 현재는 외출을 싫어한다.
- 평소엔 규칙적이고 엄격했지만 갑자기 성격이 우유부단하면서 너그러워졌다.
- 의욕적인 일처리였지만 지금은 하던 일조차도 내버려둔다.
- 사고자체가 어린아이처럼 단순해진다.
- 이기적으로 변해 돈 욕심과 고집이 강해진다.
- 개인위생(세수, 목욕)을 전해 생각하지 않는다.

이상한 행동이 가 나타난다.

- 상대를 의심하는 망상이 심해진다.
  자신의 물건을 누군가가 훔쳐갔다 생각한다.
  배우자가 바람을 피운다고 생각해 행동한다.
  남이 자신을 해치려고 한다고 생각한다.
- 상대를 때리거나 고함을 치거나 욕설 등의 공격적 행동이 나타나기도 한다.
- 집안을 배회하거나 옷을 입었다 벗었다하거나 장롱에서 모든 옷을 꺼내 개었다
  폈다 또는 장롱에 넣었다가 꺼내거나 하는 등의 반복적 행동이 나타나기도 한다.
- 쓸데없이 바깥을 배회하면서 길을 잃어버리는 증상 등이 나타나기도 한다.

Question

치매 초기진단이 중요하다

and Answer 치매를 초기에 발견한다면 그만큼 완치가 쉬워진다. 즉 치매를 일으키는 원인이 무엇인지를 파악하여 그 원인을 치료한다면 원인에 따라 완치가 가능하기 때문이다. 물론 완치되지 않은 원인들도 많다. 현재 의학적으로 밝혀진 치매 원인은 대략 70여개로 이 가운데 30%가 적절한 치료를 통해 호전 또는 완치되고 있다. 이밖에 70%도 완치는 되지 않지만 적절한 치료로 기억력이나 인지기능을 비롯해 환자가 스스로 생활할 수 있을 정도의 수행능력 등을 개선시킬 수 있다. 어쨌든 치료할 수 있는 치매 원인을 살펴보면 뇌질환(정상압 수두증, 뇌종양), 갑상선기능저하인 대사질환, 만성간질환, 신장질환, 당뇨, 비타민B12결핍증, 엽산결핍증, 경막하 혈종, 알코올 중독, 매독 등이다. 이밖에 노인 우울증이 원인인 가성치매가 있는데, 이것은 치매와 비슷한 증상인 전반적 감정둔마가 나타나 치매로 오해받을 수 있지만 실제로는 치매의 원인인 인지기능 저하나 기질적 뇌질환이 없다.

적절한 치료로 치매 증상을 개선시키거나 치매의 진행을 늦추게 할 수 있는 질병은 알츠하이머병과 혈관성 질환이다. 알츠하이머병은 치매를 일으키는 대표적 질병으로 알려질 만큼 전체 치매 환자 가운데 약50~60%를 차지하고 있다. 특히 이 질병은 눈치채지 못할 정도로 더디게 조금씩 조금씩 진행되기 때문에 초기발견이 매우 어렵다. 따라서 이 질병을 눈치챘을 때는 이미 상당기간 진행된 후이기 때문에 치료에 많은 어려움이 따른다. 또한 증상이 나타나는 직후부터 질병자체가 급격하게 전개되고 여기에 다발성 신경증상과 행동증상이 동시에 나타난다.

따라서 알츠하이머병은 약물치료로 증상을 호전시키거나 진행까지 완화시킬 수가 있다. 또한 혈관성 질환으로 발병하는 치매도 뇌졸중의 원인치료와 약물치료로도 그 증상을 호전시킬 수가 있다. 하지만 이런 약물치료와 달리 다양한 비약물 치료를 통해서도 인지 기능을 향상시킬 수가 있다.

치매의 초기 증상을 알아보자

and Answer 　치매를 의심하고 그 유무를 초기에 판단하기 위해서는 가장 먼저 어떤 증상이 어떻게 반복되는지를 정확히 관찰해야만 한다. 다시 말해 기억력이 지속적으로 떨어지고 있다는 사실을 인지하고도 마냥 나이 탓으로 돌리다간 큰 낭패를 볼 수 있다. 이럴 땐 창피하게 생각하지 말고 건강한 미래를 위해 치매클리닉 또는 보건소를 방문해 무료 서비스인 '치매조기검진'을 받도록 해야 한다.

최근에 경험한 사건들을 자꾸 잊어버리면 알츠하이머병을
의심해봐야 한다.

　최근 경험한 사건 전부나 일부를 깜박깜박 잊어버리는 건망증이 점차 심해진다면 알츠하이머병 초기 증상으로 생각해봐야 한다. 알츠하이머병은 최근 기억을 저장해주는 대뇌 측두엽이 손상되면서 나타나는 질환이다. 이 질환의 특징은 최근 기억만 사라질 뿐, 과거의 사건이나 수년 후까지의 사건들은 또렷하게 기억한다.

누워있는 시간이 많아지거나 건망증이 심해지면 뇌혈관성

치매로 의심해봐야 한다.

 힌트가 없으면 경험한 사건을 깜박깜박 잊어버리는 건망증이 점차 심해지고 활동이 줄어들면서 행동이 굼뜨거나 우울증이 반복될 때는 뇌혈관성 치매 초기로 의심할 수 있다.

충동적 행동 및 과격한 성격으로 변할 때 행동형 전두엽 치매로 의심해봐야 한다.

 공공질서와 상반되는 충동적 행동을 하거나 이기적인 사고와 감정기복이 장시간 심하게 나타날 땐 행동형 전두엽 치매의 초기로 의심할 수 있다.

사용하는 물건 이름이 생각나지 않을 땐 언어형 전두엽 치매를 의심해봐야 한다.

 늘 사용하는 물건의 이름을 잊어버리거나 언어표현 수준이 저하되거나 말투가 어둔해진다면 언어형 전두엽 치매 초기로 의심할 수 있다.

타인의 말귀를 알아듣지 못하고 동문서답할 땐 측두엽 치매를 의심해봐야 한다.

 말은 유창하게 하지만 타인의 말귀를 이해하지 못해 대화가 두절되고 기억력이 떨어지면서 착각하는 행위가 지속된다면 측두엽 치매(의미 치매) 초기로 의심할 수 있다.

헛것을 보고 헛소리를 지속적으로 할 땐 레비소체 치매를
의심해봐야 한다.

정신적 행동인 환각·환청, 수면 중 헛소리, 망상, 우울증 등에 시
달린다면 레비소체 치매 초기로 의심할 수 있다. 레비소체는 뇌 후
두엽 부위가 손상되는 질병이다.

갑자기 종종걸음을 걷거나 손 떨림이 나타나면 파킨슨병
치매를 의심해봐야 한다.

자세가 굽어지거나 종종걸음을 걷거나 손 떨림이나 몸 전체가 뻣
뻣해질 때는 파킨슨병 치매 초기로 의심할 수 있다. 파킨슨병은 뇌
의 흑색질이 손상되는 질병이다.

사지가 마비되는 뇌졸중 증상이 나타나면 혈관성 치매를
의심해봐야 한다.

사지마비, 언어구사의 어둔함, 심한두통, 기절 등의 뇌졸중 증상이
나타나면 뇌혈관 출혈 또는 뇌혈관 경색의 원인인 혈관성 치매 초
기로 의심할 수 있다.

치매진행과 다양한 증상을 알아보자

치매증상의 진행과정은?

치매를 앓고 있는 사람들의 증상을 살펴보면 대체적으로 정신기능이 2~10년에 걸쳐 쇠퇴하는데, 그 발병 원인에 따라 진행속도가 각각 다르게 발전한다.

즉, 혈관성 치매일 때는 그 증상이 단계적으로 발전되면서 점점 심해진다. 이런 상황에서 새로운 뇌졸중이 동반된다면 동반될 때마다 그 증상이 순간적으로 악화되며 이 과정이 반복되는 사이 증상이 다소 완화되기도 한다. 알츠하이머나 레비소체를 동반한 치매일 때는, 그 증상이 날이 갈수록 점점 더 심해진다.

물론 사람마다 치매의 진행속도는 제각각이다. 하지만 전 연도에 치매증상이 악화되는 속도는 곧 새로운 연도에 나타날 증상을 미리 유추해볼 수 있는 근거자료가 된다. 특히 치매 환자들을 집에서 돌보지 않고 요양원이나 기타 의료기관에 의탁시키는 순간부터 증상이 점점 더 악화되는 경우가 많다. 왜냐하면 치매 환자들은 기억력 상실로 인해 새로운 규칙을 받아들이는 것이 힘들고 그것을 기억하지 못하기 때문이다.

특히 정상인들과 달리 치매 환자가 겪는 통증이나 숨 가쁨이나 소변정체나 변비 등은 섬망(마비를 일으키는 의식장애)을 일으키는 원인이 되면서 혼돈증세가 급격하게 악화된다. 따라서 이런 상황들을 치료하거나 교정해준다면 문제가 일어나기 전의 상태로 회복될 가능성이 높다.

초기 치매증상을 알아보자

치매 초기증상일 때는 가벼운 증세가 자주 반복된다. 치매는 다른 질병과 달리 아주 느리게 진행되다가 시간이 흐를수록 점점 악화되기 때문에 초기증상을 발견하기란 매우 어렵다. 예를 들면 정신기능에서 대부분 나타나는 기억력(최근에 있었던 경험적 사고에 대한 기억) 감퇴인데, 이것이 정말 치매증상인지 아니면 건망증인지를 구분하기가 무척 어렵다. 따라서 다음과 같은 기능수행이 어려워진다.

- 단어사용
- 언어의 이해
- 추상적 사고(숫자를 사용할 때)
- 일상적 자기관리(길 찾기, 놓아둔 물건 위치 기억)
- 정확한 판단
- 예측불허의 감정억제(행복감에서 비애감에 이르기까지 예측할 수 없는 감정변화)
- 급격한 성격 컨트롤

이밖에 치매 환자 중 일부분이지만, 자신의 결핍상태를 스스로 숨

기려고 애를 쓴다. 예를 들면 미리 정해진 일과를 잘 지키는 대신 결산, 독서, 복잡한 작업 등의 활동은 가능한 한 회피하려고 한다. 왜냐하면 자신의 일과만 고집하는 치매 환자들 대부분은 다른 일을 할 수 없다는 무기력감에 스스로 빠져들어 좌절감을 느끼고 있기 때문이다. 이런 환자들은 중요한 일처리를 깜박 잊어버리거나 잘못 수행할 우려가 있다. 예를 들면 화장실에 갈 때 켜놓은 전등을 나올 땐 잊어버리고 끄지 않고 나온다. 이런 증상을 가진 환자들은 치매 초기엔 운전대를 잡고 정상운행을 할 수 있겠지만, 혼잡한 도심의 도로에서 혼돈을 겪게 되는 순간부터 길을 쉽게 잃어버릴 가능성이 높다.

중기 치매증상을 알아보자

치매가 초기를 넘어 중기로 들어서면 다음과 같은 기능수행이 어려워지거나 불가능해진다.

- 새로운 정보를 습득하거나 기억하는 것
- 가끔 과거의 경험을 기억하는 것
- 일상적 자기관리(목욕, 식사, 옷 입기, 화장실 가기 등)를 수행하는 것
- 지인들과 물건을 인식하는 것
- 시간기억과 자신의 현 위치를 인지하는 것
- 듣고 보는 것을 스스로 이해하는 것(혼돈으로 진행됨)

이밖에 행동조절을 제어하지 못하는 경우가 있다. 예를 들면 자신

이 걸어간 길을 잃어버려 길거리를 헤맨다거나 자신의 집에서 침실이나 욕실을 찾지 못해 해매는 경우가 있다. 이럴 경우 스스로 걸을 수는 있지만 균형을 잡지 못해 넘어질 확률이 높다. 한마디로 혼돈에 빠져있는 것이다.

치매 환자 중 약 10%가 이런 혼돈을 겪고 있는데, 이것이 원인이 되면서 환각, 망상(병적으로 인해 잘못된 판단이나 확신 또는 사고의 이상 현상), 편집증(타인에게 박해를 받고 있다는 근거 없는 오해로 인한 자기지시 감정) 등과 같은 정신병 증상이 나타날 가능성이 매우 높다.

더구나 채매 증세가 깊어질수록 운전하기가 더 어려워진다. 왜냐하면 차를 운행하기 위해서는 빠른 판단력과 핸들을 조정하는 손이 필요하기 때문이다. 다시 말해 치매 환자들에겐 기억력이 상실되어 판단력도 없고 섬세한 손의 움직임도 기대할 수 없다.

또한 치매 발병 전 온순한 성격이 치매가 발병되면서 강한 집착력으로 바뀌는 경우가 많다. 예를 들면 치매가 발병되기 전 돈 걱정했던 사람이 치매 발병 후엔 유난히 돈에만 강한 집착력을 가지는 것이다. 또 치매발병 전 항상 걱정거리에 휩싸인 사람은 치매 발병 후엔 걱정하는 언행을 일삼는다. 이처럼 자신이 경험한 상황에 따라 치매 환자들은 짜증, 불안초조, 이기적 언행, 고집불통, 쉽게 폭발하는 분노 등으로 표출된다. 그리고 치매 환자들의 태도 역시 다양하게 나타나는데, 예를 들면 매우 수동적 태도, 감정 없는 태도, 우울한 태도, 내성적 태도 등이다. 정신기능에서는 적대적 반응이 표출될 수도 있다.

특히 치매 환자들의 수면패턴을 살펴보면, 대체적으로 비정상적인 패턴으로 나타난다. 치매 환자들도 보통사람처럼 동일하게 수면시간을 유지하지만 숙면시간만큼은 비교적 짧다. 그래서 수면을 유지하는데 많은 어려움을 겪고 있다. 예를 들면 한밤중에 불안한 행동을 보이기도 한다. 더구나 치매 환자들은 움직임을 싫어해 활동량이 자연적으로 부족해질 수밖에 없다. 따라서 이로 인해 낮잠을 많이 자기도 하는데, 이런 원인으로 밤잠을 설치거나 쉽게 숙면에 들지 못한다.

중기 치매로 인한 행동장애은 어떤것이 있나?

치매 환자들 대부분은 스스로를 컨트롤할 수 있는 능력이 떨어져 가끔 부적절한 행동이나 공격적인 행동을 보인다. 예를 들면 사소한 일에도 고함을 지르거나 물건을 집어던지거나 구타하는 등의 과격한 행동을 보이면서 주위를 배회하기도 한다. 이런 행동을 한마디로 행동장애라고 한다.

중기 치매로 영향을 미치는 행동

치매 환자들은 보편적인 행동규칙을 잃어버렸기 때문에 사회와 화합하지 못한 생뚱맞은 행동을 할 수 밖에 없다. 예를 들면 기온이 높으면 옷을 벗은 상태로 거리를 활보하기도 한다. 성충동을 발동될 땐 길거리에서 아무렇지도 않게 자위행위를 한다거나 저속하고 외설적인 언어를 내뱉거나 느닷없이 성관계를 요구하기도 한다.

더구나 보고 듣는 것조차 이해하지 못하기 때문에 도움을 제공하려는 선의적인 접근조차 위협으로 느껴 공격성을 보이거나 방어를 위해 비난의 말을 마구 쏟아내기도 한다. 예를 들면 선의로 치매 환자의 탈의를 도우려고 접근할 때, 이를 공격으로 생각한 환자는 자신을 방어하기 위해 접근하는 사람에게 구타를 할 수도 있다.

또 단기 기억이 손상된 치매 환자는 들은 내용뿐만 아니라 이미 경험한 내용조차 기억하지 못한다. 그래서 이들은 끊임없는 질문과 대화를 통해 자신이 생각하고 있는 것들만 요구하거나 이미 받은 것들을 반복적으로 요구한다. 예를 들면 식사가 끝났지만, 자신이 밥을 먹었는지 안 먹었는지를 기억하지 못해 밥을 또다시 요구하기도 한다. 이럴 때 밥을 차려주지 않으면 본인이 요청한 것을 얻지 못했다고 생각한 나머지 감정적으로 동요되어 섭섭한 태도를 보인다.

그리고 치매 환자들은 자신의 요구가 무엇인지를 정확하게 표현하거나 표현할 수 없어서 통증을 느끼는 순간 비명을 지르거나 혼자 있거나 누군가의 이름을 부르거나 주위를 배회할 가능성이 많다.

이런 특정한 행동들이 급진적이고 파괴적인 행동으로 변화될지 안

될지는 치매 환자를 보살피고 있는 간병인의 태도와 치매 환자가 살고 있는 환경과 유형에 따라 판단할 수가 있다. 예를 들면 치매 환자가 안전한 환경(예를 들면 집안의 모든 문과 대문에 잠금장치와 경보장치가 설치된 경우)에 있을 땐 자유롭게 배회하도록 허락한다. 이와 반대로 치매 환자가 공공시설인 요양원이나 요양병원에 있을 땐 다른 환자들에게 방해되거나 시설운영에 영향을 미치기 때문에 배회를 허락할 수가 없다.

말기(중증) 치매증상을 알아보자

 말기 치매 환자들은 언어의 구사력이나 이해력이 떨어지기 때문에 정상적인 대화를 기대할 수 없다. 더구나 말을 할 수 없는 경우도 부지기수다. 결론적으로 최근에 경험한 일이나 과거에 경험한 일에 대한 기억을 완전히 상실해버리는 시기이다. 이런 증세가 나타나면 가족들은 물론 거울 속에 비친 자신의 얼굴조차 기억하지 못한다.
 다시 말해 치매가 매우 심해지면 뇌기능의 수행능력이 모두 사라진다. 특히 전진성 치매는 근육조절 기능을 방해해 부자연스런 움직임을 나타내거나 제대로 걸을 수가 없다. 그렇기 때문에 치매 환자들은 스스로 걷거나 음식물조차 스스로 먹을 수 없으며, 이뿐만 아니라 일상생활도 스스로 할 수가 없다. 따라서 모든 것을 타인에게 의존할 수밖에 없기 때문에 마냥 누워있는 시간이 길어지고 급

기야는 음식을 삼키기조차 어려운 상황에까지 이를 수 있다. 이런 증세가 장기화되면 될수록 환자들은 영양결핍이나 폐렴이나 위장 압박궤양 등의 위험에 처해질 수도 있다. 치매가 중증일 때 폐렴이 발병하면 거의 사망에 이른다. 물론 일반 노인들에게도 폐렴이 발병하면 사망률이 매우 높은 것은 일반적인 사실이다.

건망증과 치매의 차이는 무엇일까?

and Answer 이럴 땐 반드시 의심해봐야 한다.

치매와 건망증은 엄연하게 다른 질환이다. 건망증은 사전적 의미로 '자신이 경험한 사건이나 어느 기간 동안의 사건만을 기억하지 못하거나, 드문드문 기억하는 일종의 기억장애'로 풀이하고 있다. 다시 말해 어떤 경험한 사건을 잊고 있을 때 그 누가 힌트를 제공하면 순간적으로 기억해내는 가벼운 기억장애인데, 정상인들에게 많이 나타난다. 하지만 기억장애를 앓고 있는 환자에겐 그 어떤 힌트를 제공해도 기억해내지 못하는데, 이것이 건망증과 치매와 전혀 다른 점이다. 또한 채매 환자와 달리 건망증이 심한 사람들은 스스로 기억저하를 예방하고 보완하기 위한 방법으로 메모하는 습관을 선호하고 있다. 이것 역시 치매와 다른 점이다. 즉 치매 환자는 건망증을 앓고 있는 사람과 달리 스스로 기억장애가 있다는 사실조차 인식하지 못한다.

 일상에서 치매로 의심해 볼 수 있는 간단한 증상들은 기억장애, 언어장애, 시공간인지장애, 계산능력저하, 감정변화와 성격변화, 인지기능저하 등이다. 기억장애의 예를 들면 방안에서 물건을 옮겨둔 곳을 기억하지 못하거나 성명, 전화번호, 약속 등을 잊어버리거나 동일한 말을 반복하거나 가스레인지 불 위에 올려놓은 냄비를 기억하지 못해 태워먹는다. 다시 말해 과거에 손쉽게 하던 일들을 잊어버리는 증상이 자주 보인다면 곧바로 전문의를 찾아 진단받는 것이 중요하다. 이밖에 물건 이름을 잊어버려 그것 또는 저것으로 표현하거나 어떤 질문에도 동문서답하거나 갑자기 읽기나 쓰기가 어둔해지는 것도 치매로 의심해봐야 한다.

시공간인지장애가 있을 때는 자주 오갔던 길도 제대로 찾지 못해 헤매거나, 어느 날부터 주차한 곳을 기억하지 못해 헤매거나, 이사한 것을 기억하지 못해 옛날 집을 찾아가거나 할 때는 일단 치매로 의심해봐야 한다. 만약 이런 증상들이 심해진다면 자주 다니던 길도 잃어버리게 되고 집안에서 화장실 가는 것조차 어려워진다. 또 간단한 계산임에도 불구하고 빠르게 해결하지 못하거나 물건을 구입한 후 거스름돈을 받는 그 자체를 인지하지 못한다.

성격변화가 있을 때는 평상시 과격했던 성격이 갑자기 온순해지거나 자상했던 성격이 사소한 일에도 화를 내거나 이기적으로 급변한다. 감정변화가 있을 때는 작은 일에도 감정기복이 심해져 불안해하거나 초조해하고 의심증까지 나타난다. 이러 증상이 심해지면 거울을 쳐다보면서 혼자 중얼거리거나 TV를 시청하면서 출연자들과 대화하는 듯 혼자 중얼거리기도 한다.

이밖에 치매의 유형에 따라 기억장애는 없지만 언어장애가 나타나 말을 하지 못하는 경우도 종종 있다. 또한 말은 청산유수처럼 내뿜고 있지만 말의 의미를 전혀 기억하지 못해 상대가 말하는 내용을 전혀 알아듣지 못하는 경우도 있다. 그리고 일부분이지만 치매 증상에서의 인지기능저하는 손발 떨림과 활동능력 둔화가 동시에 전개되기도 한다. 만약 이런 증상들이 발견된다면 곧바로 치매 전문의를 찾아가 진료를 받도록 해야 한다.

기억장애와 치매의 차이는 무엇일까?

나이가 들어가면서 가끔 정신이 깜빡깜빡하는 증상은 치매가 아니라 건망증이다. 건망증은 어떤 경험한 사실을 전혀 기억할 수 없거나 어느 시기 또는 어느 시간동안에 자신이 경험한 일을 잊어버리거나 필름이 끊기듯 중간 중간만 생각나는 기억장애를 말한다. 이럴 때 상대방이 기억하지 못한 상황을 말해주면 금방 기억해내기도 하는데, 이것은 정상인에게 흔히 나타나는 증상이기도 하다. 하지만 이런 현상이 장기간에 걸쳐 심하게 나타나거나 또는 다른 판단력과 사고력의 저하가 동시에 발현된다면 치매로 의심해 전문의를 찾아가 상담을 받아보는 것이 좋다. 또한 단순 기억장애라 할지라도 이것이 원인이 되어 치매로 발전할 수 있기 때문에 이 역시 전문의를 찾아가 상담 받는 것이 좋다.

Chapter

02

치매의 종류는
어떤 것이 있을까?

01

알츠하이머 치매

알츠하이머 치매란?

알츠하이머병은 치매를 일으키는 원인 중 가장 흔하게 나타나는 퇴행성 뇌질환으로 뇌세포들이 죽어가면서 기억력이 떨어지기 시작한다. 병세가 점점 심각하게 전개되면 언어기능 장애, 방향감각 장애, 판단력 장애 등이 나타나면서 스스로를 지킬 수 없게 된다. 이 질병은 1907년 독일의 정신과 의사 알로이스 알츠하이머 박사가 최초로 발표한 것이다. 이 질병의 특징은 초기에 미약하게 발병하며 점차적으로 매우 느리게 진행된다. 초기 증세는 최근 사건에 대한 기억력을 잃어버리는데, 병세가 악화되면 될수록 인지기능(언어기능과 판단력)의 이상이 동반되다가 결국 모든 일상생활 기능을 잃어버리게 된다.

특히 이 질병의 진행과정을 살펴보면, 인지기능 저하 외에 흔하게 정신행동 증상인 성격변화, 초조행동, 우울증, 망상, 환각, 공격성 증가, 수면 장애 등이 동반된다. 말기에는 신경학적 증상인 사지 경직이나 마비, 보행 장애 등을 비롯해 신체적 합병증인 대소변 실금,

감염, 욕창 등이 수반된다.

현미경으로 알츠하이머병 환자의 뇌 조직을 검사했을 때 특징적 병변인 신경반과 신경섬유다발 등이 확인된다. 육안으로는 신경세포 소실에 따른 전반적 뇌 위축이 관찰된다. 이런 소견은 질병 초기엔 대부분 기억력을 담당하는 뇌 부위인 해마와 내 후각 뇌 피질 부위에서만 발견되는데, 질병이 악화되면 될수록 뇌 전체인 두정엽, 전두엽으로 퍼진다.

알츠하이머병이 발병되는 연령은 대부분 65세 이후지만 간혹 40대나 50대에서도 발병된다. 따라서 65세 미만에서 발병하면 조발성(초기) 알츠하이머병, 65세 이상에서 발병하면 만발성(노년기) 알츠하이머병으로 구분되고 있다.

조발성 특징은 비교적 병세의 진행속도가 빠르고 초기에 언어기능 저하가 나타난다. 이와 반대로 만발성 특징은 비교적 병세의 진행속도가 느리고, 기억력 손상은 다른 질환에서 나타나는 인지기능 저하보다 훨씬 도드라진다. 하지만 이런 구분에도 불구하고 병리에 대한 소견에는 별 차이가 없기 때문에 같은 질병으로 취급되고 있다.

알츠하이머병의 원인은 무엇일까?

and Answer 　알츠하이머병의 경우 초기에 주로 최근 기억 감퇴가 나타나고 점진적으로 진행하면서 다른 기억력 외 다른 인지기능의 저하 및 정신행동 증상이 빈번해지며, 말기에 이르면 사지경직, 보행 장애, 실금 등의 신체증상이 출현하는 비교적 일정한 진행 패턴을 보이는 데 비해, 혈관성 치매는 원인이 되는 뇌혈관 질환 위치나 침범 정도에 따라 나타나는 증상의 종류나 정도, 출현 시기 등이 매우 다양할 수 있다. 인지기능 저하 증상에 있어서도 기억력 저하에 비해 언어기능이나 판단력, 계산력 등 다른 인지기능의 저하가 두드러지기도 한다. 다시 말해 뇌에 축적되는 아밀로이드 단백질 때문에 나타나는 타우 단백질이 뇌 안에 침착되어 뇌세포가 죽으면서 뇌가 위축되는 것이다.

　알츠하이머병의 정확한 발병현상과 원인은 아직까지 밝혀진 것이 없다. 다만 작은 단백질인 베타 아밀로이드가 과도하게 생산되면서 뇌세포에 침착되어 나쁜 영향을 준다는 것으로 알려지고 있을 뿐이다. 이밖에 뇌세포의 골격유지에 도움을 주는 타우 단백질의 과인산화, 염증반응, 산화적 손상 등도 영향을 끼치는 것으로 밝혀졌다. 대표적 뇌 병리 소견인 신경반(노인반)은 베타 아밀로이드 단백질의 침착과 연관되고 신경섬유다발은 타우 단백질 과인산화와 관련이 있다.

전체 알츠하이머병 발병의 약 40~50%가 유전적 요인으로 밝혀지고 있으며, 직계가족 중 이 질병을 경험한 사람이 경험하지 않은 사람보다 발병비율이 훨씬 높다. 우리나라에서 발표된 연구결과를 보면 유전자형이 없는 사람보다 1개가 있으면 약2.7배, 2개가 있으면 17.4배 정도 발병 위험성이 높은 것으로 발표되고 있다. 이밖에 아밀로이드 전구 단백질 유전자(염색체 21번에 있음), 프리세닐린 1유전자(염색체 14번에 있음), 프리세닐린 2유전자(염색체 1번에 있음) 등에 돌연변이가 나타나면 가족들에게 알츠하이머병이 발병할 확률이 높은데, 대체적으로 40~50대에 발병하는 조발성(초로기) 알츠하이머병이다. 다시 말해 만발성(노년기) 알츠하이머병과는 연관이 없다.

이런 가족력이나 유전적 요인 이외에 고령일 때 알츠하이머병의 발병확률이 매우 높다. 다시 말해 65세 이후부터 5년(세)이 지날 때마다 발병확률이 약2배씩 증가한다. 그밖에 위험도를 높이는 요인으로는 여성, 저학력, 우울증 병력, 과거에 있었던 두뇌 손상 등이 있지만, 이에 대한 논란도 많다.

Question

알츠하이머병의 증상은 어떻게 나타날까?

and Answer 기억력이 현저하게 저하된다.

알츠하이머가 원인인 치매의 초기 증상은 기억력이 현저하게 저하된다. 이 질환의 특징은 과거에 쌓인 사고는 전부 기억하고 있지만 최근에 쌓인 사고는 전혀 기억하지 못한다.

예를 들면 최근에 경험한 사건을 반복적으로 질문하거나, 약속한 일을 잊어버리는 경우가 많아지거나, 최근에 경험한 사건을 전혀 기억하지 못하는 증상을 보인다. 이 질환이 초기 증상을 넘어 더 짙어지게 되면 금방 만난 사람을 잊어먹거나, 방금 식사한 것을 잊어버려 배가 고프다며 밥을 달라고 하거나, 방금 들었던 말도 곧바로 잊어버린다. 초기 증상일 때는 자신의 신상정보(가족 이름, 주소, 태어난 곳, 출신학교, 직업 등등)나 오래된 과거사에 대한 것은 기억한다. 하지만 병세가 짙어질수록 점차적으로 이런 기억조차 잊어버린다.

일처리가 계획적이지 못하고 중구난방이다.

이 질병이 진행되면 될수록 추상적 사고, 문제해결, 적절한 결정력, 판단력 등의 능력이 현저하게 떨어진다. 다시 말해 일을 수행하기 위해 계획하고 추진하고 판단하고 결정하는 것들을 할 수 없게 되어 금전관리, 여행, 사교모임, 직업과 사회활동 등등을 수행할 수가 없다. 증세가 점점 심해지면 익숙하게 해오던 간단한 숫자계산, 간단한 집안일, 간단한 가전제품 사용, 기타 취미활동 등도 할 수가 없게 된다. 결국에는 가장 기본적인 일상생활인 밥 먹기, 개인위생 처리, 멋 내기, 기타 위생관리 등도 스스로 수행하지 못해 타인에게 의존하는 상태가 된다.

기본적인 일상생활을 제대로 할 수가 없다.

평소 깔끔한 성격이었지만 어느 날부터 집안청소나 빨래나 정리정돈 등을 제대로 하지 못하고 식사까지 스스로 챙겨먹지 못한다.

이 질병이 악화되면 대소변 실금에 시달리고 신체경직과 보행 장애 등의 거동장애가 나타나 스스로 움직일 수가 없게 된다. 이와 함께 합병증으로 욕창, 폐렴, 요도감염, 낙상 등의 문제가 생기기도 한다.

시공간을 인식하는 기능이 저하된다.

시간, 장소, 사람 등을 판단할 수 있는 능력을 지남력이라고 부른다. 이 질병 초기엔 가장 먼저 시간 지남력이 저하되면서 날짜나 요일을 잊어버리고 조금 더 진행되면 중요한 기념일이나 집안 대소사 날을 잊어버리게 된다. 더 악화되면 연도나 계절을 잊어버리고 낮과 밤을 판단하지 못해 새벽부터 일어나 밥을 짓는 등의 모습이 관찰된다. 그 다음은 시간 지남력보다 좀 더 늦게 장소 지남력의 저하가 관찰된다. 이 질병 초기엔 낯선 장소에 대한 혼동을 보이다가 익숙하게 다녔던 길마저 잃어버리는 증상이 나타난다.

 이런 증상이 심해지면 결국 자신이 있는 곳이 어딘지를 알지 못하는 지경에까지 이른다. 이런 증상과는 달리 사람을 알아보는 지남력 장애는 가장 늦게 관찰이 된다. 이 지남력 장애는 먼 친지부터 알아보지 못하다가 점점 진행되면 항상 함께 살고 있는 자녀나 배우자까지 알아보지 못하게 된다.

시각적 · 공간적 상황을 연결 짓는 이해력이 저하된다.

 종종 횡단보도에서 빨간불을 파란불로 착각해 건너다가 위험한 상황에 빠지기도 한다.

낱말을 잊어버려 잘 기억하지 못한다.

 초기 증상일 때는 말을 하려는 찰나 주어를 잊어버려 '그것, 저것'으로 표현하거나, 말을 머뭇거리고 말문이 막히는 증상이 관찰된다. 이때까지만 해도 말을 유창하게 하고 있기 때문에 언어장애가 있다는 사실을 눈치채지 못한다. 하지만 질병이 점차적으로 깊게 진행되면 말하는 것 자체가 어려워지면서 자연적으로 말수까지 줄어들게 된다. 이에 따라 상대가 무슨 말을 하고 있는지조차 이해하지 못하게 된다.

집안에서 물건을 둔 곳도 기억하지 못한다.
방금 손에 들었던 물건을 어딘가에 두었지만 그 곳을 아예 기억하지 못해 헤매거나 병증이 더 깊어지면 가족들이 훔쳐갔다고 의심하는 망상적 사고의 사례도 많다.

판단기능과 결정기능이 갑자기 떨어진다.
집에서 사용할 수 없는 쓸데없는 물건들을 무조건 구매하기도 한다.

직장생활이나 사회활동을 할 수가 없다.
기억력 저하로 직장에서의 업무수행이나 시공간 인식저하로 인해 모든 활동에서 제약을 받을 수밖에 없다. 이런 증상이 나타나면 평소 즐겨 찾던 노인정도 회피하게 된다.

감정기복이 심하고 성격변화가 나타난다.
평소와 달리 갑자기 감정기복이 심해지고 사소한 일에도 화를 잘

낸다. 앞에서 언급한 인지기능 장애 외에 정신행동증상(성격의 급변화, 초조불안, 우울증, 망상, 환각, 폭력성, 수면 장애, 무감동, 무관심 등)도 많이 관찰된다. 이 질환을 앓기 이전의 성격과 다르게 무기력해지고 가까운 사람까지 회피하게 되면서 집에만 처박혀 있으려 한다. 이와 반대로 아주 사소한 것에도 불같이 화를 내고 짜증을 부리며 폭력적인 말투나 폭력성이 관찰된다. 예를 들면 의심증과 피해망상증이 심해지면서 주변사람이 자신의 물건을 훔쳐가려 한다거나 해치려한다는 등에 사로잡히거나 환각상태에 이르러 헛것을 보고 혼자 중얼거리기도 한다. 또 다른 증세로는 주변을 서성거리거나 불안초조해하고 배회하기도 하며, 타인의 도움을 거부하고 폭력적 행동이 관찰되기도 한다. 이밖에 불면증에 시달리는 수면 장애가 흔히 관찰되며 저녁이 되면 혼돈이 나타나는 일몰증후군에 시달리기도 한다.

알츠하이머 치매의 진행과정

매우 경미(IQ 85 정도이다)

- 물건 둔 곳을 잃어버린다.
- 사람 또는 물건 이름을 쉽게 기억하지 못한다.
- 정밀 검사에서도 드러나지 않는다.

경미(IQ 75 정도이다)
- 새로 소개받은 사람 이름을 잃어버린다.
- 책의 내용을 쉽게 기억하지 못한다.
- 단어를 떠올리지 못하고 머뭇거린다.
- 물건을 엉뚱한 곳에 둔다.
- 낯선 장소에서 길을 찾기 어려워한다.
- 일을 처리하는 능력이 떨어진다.

중증도(IQ 65 정도이다)
- 남의 도움 없이는 혼자 지내기 어렵다.
- 최근의 일을 잘 잊어버린다.
- 중요한 옛날 사건을 잊기도 한다.

● 계산 능력이 약간 떨어진다.
● 혼자서 외출하는 것과 돈 계산을 어려워한다.

초기 중증(IQ 50 정도)

● 남의 도움 없이는 혼자 지낼 수 없다.
● 일상과 관련된 중요 정보를 기억하지 못한다.
● 시간과 공간 구분 능력이 저하된다.
● 매우 간단한 계산조차 어려워한다.

중기 중증(IQ 40 정도)

● 가족 이름을 기억하지 못한다.
● 최근 일을 모두 잊어버린다.
● 더 이상 간단한 계산조차 할 수 없다.
● 아주 익숙한 장소 외에는 길을 못 찾는다.
● 심각한 불면증과 낮과 밤을 구분하지 못한다.
● 극심한 감정 기복 증세를 보인다.

말기 중증(IQ 30 미만이다)

● 의사소통 능력이 완전히 상실된다.
● 더 이상 혼자서는 외출 불가능하다.
● 뇌에 저장된 모든 기억이 말소된다.
● 모든 행동을 타인에게 절대적으로 의존해야 한다.

알츠하이머의 예방법은 무엇일까?

and Answer   알츠하이머병은 다른 질병과 마찬가지로 규칙적인 생활을 꾸준히 해나간다면 상당부분 예방이 가능한데, 이를 위해 다음 사항을 잘 지켜나가면 도움이 될 것이다.

- 고혈압, 당뇨, 심장병, 고 콜레스테롤을 치료한다.
- 과음, 흡연을 삼간다.
- 우울증을 꾸준하게 치료한다.
- 즐겁게 할 수 있는 취미나 활동을 꾸준하게 한다.
- 머리에 큰 충격을 받게 하거나 부상을 조심한다.
- 약물의 오남용을 하지 말아야 한다.
- 급격하게 주변 환경이나 생활방식을 바꾸지 말아야 한다.
- 의식주는 자신이 처리하도록 유도한다.
- 운동은 일주일에 3일 이상 하루 30분씩 꾸준히 한다.
- 건강한 식생활을 규칙에 맞게 한다.

알츠하이머의 식이요법은 무엇이 있을까?

and Answer

• 폭식이나 과도한 음식섭취를 삼간다.

• 좋은 지방(오메가 3, DHA, EPA, 리놀렌산, 리올리브유)이 많이 함유된 해산물, 등 푸른 생선, 견과류, 아마씨, 올리브유 등을 섭취한다. 이와 반대로 나쁜 지방(오메가 6, 동물성 포화지방, 경화식물성 기름, 전이 지방산, 야채기름)인 육류, 버터, 치즈, 마가린, 마요네즈, 가공식품, 옥수수, 홍화씨, 해바라기씨 기름 등의 섭취를 삼간다.

• 부족한 비타민을 섭취한다.

• 항산화식품(자두, 건포도, 블루베리, 딸기, 시금치, 케일, 브로콜리, 근대 등 색이 짙은 과일과 채소)을 많이 섭취한다.

• 과한 카페인 섭취를 삼간다.

• 물을 충분히 마시게 한다.

알츠하이머의 생활가이드는 무엇이 있을까?

 • 규칙적 생활로 혼돈에서 벗어나 심신안정을 꾀하도록 한다.

• 스스로 할 수 있도록 곁에서 도와주면서 자존심을 강하게 한다.

• 실언이나 실수에 대해 억압하듯 나무라거나 쓸데없는 언쟁을 삼가야 한다.

• 어려운 일을 맡기지 말고 쉬운 일을 처리하게 하면서 스스로의 능력을 발휘하도록 도와준다.

• 정신적 건강을 위해 꾸준하게 의사의 진료와 적절한 식이를 하도록 한다.

• 신체적 건강을 유지하기 위해 꾸준하게 운동하도록 도와준다.

• 언어적인 의사소통보다 비언어적인 의사소통으로 원활한 유대관계를 보여준다.

• 달력, 시계, 사진, 적절한 조명, 편안한 환경 등을 조성해 지남력을 높여준다.

• 식사 때는 조금씩 천천히 먹게 하고 삼키기 곤란하면 의사와 상담한다.

• 폭력적인 행동이 나타난다면 주의를 딴 곳으로 돌리거나 자리를 옮겨 위험에서 벗어나게 한다.

02

노인성 치매

노인성 치매란

노인성 치매란 평상시 건강했던 사람이 65세 이상이 되어 뇌기능이 그 어떤 원인으로 인해 손상되면서 인지기능이 떨어져 스스로 일상생활을 영위할 수 없는 상태를 말한다. 다시 말해 노인성 치매는 노년기에 나타나는 치매이다. 이와 반대로 65세 이전에 나타나는 치매는 초로기 치매(pre-senile dementia)라고 한다.

치매에 대한 연구가 활발하지 못한 과거에는 노인성 치매를 망령 또는 노망으로 불렀다. 하지만 현대의학이 발달된 지금은 치매에 대한 많은 연구가 활발하게 진행되면서 뇌질환의 원인으로 치매가 발병한다는 것을 입증하고 있다. 전 세계적으로 65세 이상 전체 노인 중 약5~10% 정도가 치매를 앓고 있으며 우리나라는 전체 노인의 약8.2~10.8% 정도가 치매를 앓고 있다. 치매가 나타나는 비율은 고령사회가 진행될수록 꾸준하게 증가하고 있다. 즉 65세를 기준으로 5년마다 2배씩 증가하고 있는데, 70~74세에서는 약4~6%, 75~80세에서는 약8~12%, 80세 이상에서는 20%가 넘는다.

노인성 치매의 원인은 무엇일까?

and Answer 노년기에 치매를 일으키는 원인들 중 대표적인 질환은 알츠하이머병과 혈관성 질환이다. 알츠하이머병은 노인성 치매 원인의 50% 이상이며, 혈관성 질환은 20~30% 정도를 차지하고 있다. 다음으로 빈도가 낮은 원인들은 퇴행성 뇌질환인 루이소체병, 전두측두엽 퇴행, 파킨슨병 등이며, 이밖에 정상압 뇌수두증, 대사성 질환, 결핍성질환, 중독성 질환, 감염성 질환, 머리 외상, 뇌종양 등도 치매와 연관성이 있다.

노인성 치매의 증상은 무엇일까?

and Answer   치매 증상은 인지기능 저하, 정신행동 저하, 신경, 신체증상 등 4가지로 구분할 수 있다. 인지기능 저하에는 기억력 저하, 언어능력 저하, 시공간인지능력 저하, 판단력 저하, 일상생활 수행력 불가 등이 포함된다. 정신행동 저하는 급격한 성격변화, 무표정, 우울, 정서불안, 망상, 배회, 과격한 공격성, 과민성, 음식 섭취변화, 수면장애 등이 포함된다. 신경관련 증상은 신체의 한쪽마비, 신체의 한쪽 감각둔화, 시력저하, 안면마비, 어둔한 말투, 보행장애, 사지마비 등인데, 이로 인해 대소변 실금, 낙상, 욕창, 폐렴, 패혈증 등의 합병증이 동반되기도 한다.

노인성 치매의 치료는 어떻게 할까?

and
Answer
　　노인성 치매를 유발하는 질병원인이 이런 진단과정을 거쳐 정확하게 발견되면 그 원인질병에 따라 치료하면 효과를 볼 수 있다. 다시 말해 이런 치료를 통해 치매를 유발하는 원인질병 중 10~15% 정도는 완치가 될 수 있다. 하지만 완치가 될 수 있다는 것은 초기에 발견한다는 전제가 깔려 있는데, 초기치료를 놓친다면 완치를 기대할 수가 없다. 따라서 노년기에 치매가 의심된다면 하루빨리 전문의에게 정확한 진단을 받는 것이 무엇보다 중요하다.

　앞에서도 언급했지만 노인성 치매의 대표적인 원인질병은 알츠하이머병(50~60%)과 혈관성 치매(20~30%)인데, 이 원인질환은 현대의학으로는 완치시킬 수 없다. 하지만 초기진단과 원인질병을 치료함으로써 치매의 진행을 지연시키거나 증상을 호전시킬 수가 있다.

노인성 치매의 합병증은 무엇일까?

and Answer 노인성 치매는 원인질병의 종류에 따라 다양한 증세가 급하게 또는 느리게 나타난다. 알츠하이머병이 원인인 치매는 매우 느리고 경미하게 나타나는데, 보통 8~10년에 걸쳐 진행이 된다. 이 원인질병의 초기단계는 건망증과 비슷하게 미세한 기억장애가 나타나면서 상대와의 심도 있는 대화가 어려워지고 말기가 되면 부자연스런 신체적 증상과 함께 심각하고 다양한 증상들이 수반된다.

따라서 노인성 치매 초기에는 기억력 저하와 정신행동증상(무관심, 우울증, 불안초조)이 동반될 가능성이 많다. 초기를 넘어서면서부터 기억력을 물론 인지기능이 현저하게 떨어지면서 정신행동증상이 점점 심화되어 가족(보호자)들에게 많은 고통을 안겨준다. 이런 고통은 환자를 요양병원에 입소시키는 계기가 된다. 더구나 말기 치매는 신경학적 증상과 함께 신체적 합병증이 나타나면서 환자 스스로 독립적인 일상생활을 수행할 수 없게 된다. 그 결과 낙상, 호흡곤란, 대소변 실금, 욕창, 폐렴, 요로감염 등의 합병증이 발병되면서 결국 사망하게 된다.

이와 반대로 혈관성 치매는 알츠하이머병과 달리 증상이 급격하게 발전되며, 진행경과도 대부분 계단식 악화나 계단식 기복을 보인다. 이런 경과는 치매 원인인 뇌혈관 질환의 발생과 추가 발생과도 깊게 연관되어 있다. 하지만 뇌의 미세혈관(실핏줄)들이 점차 좁아지거나 막히는 뇌혈관 질환이 원인이라면 알츠하이머병과 유사한 증상이 나타날 수도 있다.

혈관성 치매는 초기부터 신경학적 증상인 편측운동마비, 보행 장애, 사지 마비 등이 동반되기 때문에 떨어지거나 넘어지는 경우가 많으며, 운동장애로 인해 개인위생 관리도 타인의 도움 없이는 해결하지 못한다.

이밖에 루이소체 치매는 뇌질환이 원인으로 인지기능에 기복이 있으며 초기부터 근육경직, 환시, 망상, 우울증, 손발 떨림, 다리 끌며 걷기 등이 나타난다. 전두측두엽이 퇴행할 때는 초기부터 급격한 성격변화와 언어장애가 나타난다.

노인성 치매의 예방법은 무엇일까?

and Answer 　노인성 치매는 평소 건강한 생활을 함으로써 예방이 가능한데, 건강을 위해 다음 사항을 실천해보면 많은 효과를 볼 수가 있다.

• 고혈압, 당뇨, 심장병, 콜레스테롤 등을 꾸준하게 치료한다.
• 과음과 흡연을 금지한다.
• 우울증이 있다면 꾸준하게 치료한다.
• 항상 긍정적 사고와 취미활동을 가진다.
• 머리에 충격을 주거나 부상을 예방한다.
• 약물남용을 삼가야 한다.
• 주변 환경이나 생활방식을 갑자기 바꾸자 말아야 한다.
• 의식주는 스스로 해결하도록 노력한다.
• 운동은 일주일에 3일 이상 하루 30분씩 꾸준히 한다.
• 질환에 도움이 되는 식이요법을 한다.

노인성 치매에 도움이 되는 음식은 무엇일까?

and Answer 과도한 음식섭취는 치료에 전혀 도움이 되지 않는다.

• 환자에게 도움이 되는 지방질인 오메가3, DHA, EPA, 리놀렌산, 올리브유 등을 섭취하도록 한다. 이 지방들은 해산물, 등이 푸른 생선, 견과류, 아마씨 등에 함유되어 있다. 이와 반대로 환자에게 해로운 지방은 오메가 6, 동물성 포화지방, 경화식물성 기름, 전이 지방산, 채소 기름 등으로 육류, 버터, 치즈, 마가린, 마요네즈, 가공식품, 옥수수기름 등에 많이 함유되어 있다.

• 치료에 도움이 되는 비타민을 섭취하도록 한다.

• 항산화 식품이 포함되어 있는 자두, 건포도, 블루베리, 딸기, 시금치, 케일, 브로콜리, 근대 등을 섭취하도록 한다.

• 지나친 카페인 섭취를 삼가야 한다.

• 신체에 수분을 충족시켜주기 위해 물을 충분하게 마시게 한다.

혈관성 치매

혈관성 치매를 알아보면

혈관성 치매는 뇌혈관 질환으로 뇌의 손상이 누적되어 나타나는 치매이다. 혈관성 치매의 역사를 살펴보면, 1672년 토마스 윌리스가 뇌졸중 발병 후 치매의 증례를 최초로 보고했으며, 혈관성 치매란 용어를 처음 사용한 시기는 17세기 말부터였다. 이후 1970~1980년에는 반복적인 뇌경색으로 나타나는 다발성 경색 치매라는 용어가 혈관성 치매와 함께 동일하게 사용되었다.

세월이 흘러 신경영상 기법의 발전과 관련 연구가 활발하게 진행되면서 다발성 뇌경색과 함께 전략적 뇌 부위의 단일 뇌경색, 다발성 열공(매우 작은 뇌경색), 피질하소혈관 질환, 다양한 형태의 뇌출혈 등도 혈관성 치매를 유발할 수 있다는 사실이 알려졌다. 이를 근거로 현재는 과거보다 확장된 개념으로 혈관성 치매로 통용되고 있다. 최근에는 치매와 함께 인지기능장애까지 포괄개념으로 혈관성 인지장애로 불리고 있다.

혈관성 치매는 갑자기 발병하거나 급격하게 악화되는 경우가 많은

데, '중풍을 만난 후 갑자기 인지기능이 저하되었다'면 혈관성 치매로 의심해야 한다. 하지만 모든 혈관성 치매가 이런 경과를 보이진 않는다. 소혈관(뇌 실핏줄)들이 점점 좁혀지거나 막히는 원인으로 나타나는 치매는 점진적인 경과가 나타기도 한다.

 혈관성 치매는 초기부터 신경학적 증상인 한쪽 마비, 구음장애, 안면마비, 연하곤란(음식을 삼키지 못함), 한쪽 시력상실, 시야장애, 보행장애, 소변 실금 등이 동반되는 경우가 흔하다. 그렇지만 뇌혈관 질환이나 뇌졸중일지라도 반드시 혈관성 치매가 발병되지는 않는다. 하지만 손상된 뇌 부위나 손상된 크기, 손상된 횟수에 따라 혈관성 치매 발병 여부가 판단된다.

혈관성 치매의 원인은 무엇일까?

and Answer 혈관성 치매의 원인은 뇌혈관 질환이 발생함으로써 뇌의 조직이 손상되어 발병한다. 뇌혈관 질환은 발생기전에 따라 뇌혈관이 막히는 뇌경색(허혈성 뇌혈관) 질환과 뇌혈관이 터지는 뇌출혈(출혈성 뇌혈관 질환)로 구분된다. 대부분 뇌혈관 질환이 반복되면서 혈관성 치매가 발병되지만, 드물게는 뇌혈관 질환이 뇌의 주요 부위에 단 한차례 나타나 치매가 발병되는 수도 있다.

하지만 혈관성 치매는 알츠하이머병이 원인인 치매보다 예방 가능성이 훨씬 높다. 다시 말해 뇌혈관 질환은 위험인자가 비교적 잘 알려져 있어 이를 개선해주면 예방할 수가 있기 때문에 혈관성 치매 발병을 막을 수 있다. 혈관성 치매를 유발하는 대표적 위험인자들은 고혈압, 흡연, 심근경색, 심방세동(심방 잔 떨림), 당뇨병, 고지혈증, 비만, 운동부족 등이다. 이 가운데 고혈압은 가장 위험한 인자로 꼽힌다. 즉 정상 혈관 벽은 젤리처럼 말랑말랑하고 투명하지만, 고혈압이 장기간 지속되면 혈관 벽이 두꺼워져 혈관 자체가 좁아진다. 예를 들면 대혈관이 막히거나 터지면 눈으로 보이는 반신불수, 언어장애 등이 나타난다. 이와 반대로 작은 혈관이 손상되면 눈에 보이지 않는 변화가 조금씩 조금씩 누적되는데, 이것이 치매를 발병시키는 원인이 된다.

혈관성 치매의 증상은 어떻게 나타날까?

and
Answer
혈관성 치매는 갑자기 발생하는데 발생 후에는 대부분 급격한 상태로 악화된다. 예를 들어 중풍을 앓은 후 갑자기 인지기능이 저하됐다면 혈관성 치매로 의심해야 한다. 하지만 모든 혈관성 치매가 이런 증상을 보이지는 않는다.

혈관성 치매는 대부분 인지기능인 기억력 감퇴, 언어능력, 시공간 인지능력, 판단력, 기본적 수행 등이 떨어지면서 정신행동 이상인 무감동, 우울, 불안, 망상, 환각, 배회, 공격성, 자극 과민성, 이상 행동, 식이변화, 수면 장애 등이 나타난다. 이밖에 혈관성 치매는 초기부터 편측운동마비, 편측감각저하나 소실, 시야장애, 안면 마비, 구음 이상, 삼키기 곤란, 보행 장애, 사지 경직이나 마비 등이 동반되며, 심해지면 신체적 합병증으로 대소변 실금, 낙상, 욕창, 폐렴, 요도감염 등의 증상이 나타난다.

혈관성 치매의 치료는 어떻게 할까?

and Answer

뇌혈관 질환(고혈압, 당뇨, 콜레스테롤, 비만, 흡연, 심장질환)의 발병이나 악화요인이 되는 뇌혈관성 위험인자를 집중적으로 관리하고 치료하는 것이 매우 중요하다. 따라서 뇌혈관 질환의 재발과 악화를 예방하기 위해서는 혈소판 응고억제제로 사용되는 항응고제나 혈류순환개선제인 와파린을 투여해야 한다.

인지기능 저하 개선에는 아세틸콜린 분해효소 억제제, NMDA 수용체 길항제 등이 투여된다. 이밖에 약물치료와 함께 손상된 인지 영역을 보완하기 위한 훈련이나, 이와 반대로 손상되지 않은 인지 영역을 활성화시켜 손상된 부분을 채워주는 기억력 훈련, 인지재활치료, 현실 지남력 훈련 등을 병행한다.

그리고 뇌혈관성 치매에 동반되는 정신행동증상인 다양한 문제행동(망상, 우울, 불안, 초조, 수면장애, 공격성) 치료도 시급하다. 이런 증상이 심해지는 원인은 신체적인 불편이나 불안정한 주변 환경 때문이다. 따라서 정신행동증상은 함께 거주하고 있는 가족(보호자)들에게 가장 큰 고통을 안겨주는 요인이 되기도 한다.

정신행동증상을 호전시키기 위한 선제조건은 신체적 이상의 원인이 되는 통증, 피로감, 변비, 약물 부작용 등을 개선해준다. 이와 동시에 시끌벅적하거나 혼란스러운 물리적 환경과 환자를 잘 이해하지 못하는 간병인 등의 문제들을 파악하여 적절하게 조절하거나 해결한다면 정신행동증상이 호전될 가능성이 높다. 만약 비 약물치료로 조절이 어렵다면 증상에 따라 정신과적 약물인 항정신병 약물, 항우울제, 항불안제, 기분 조절제, 수면제 등을 처방하면 된다.

혈관성 치매의 합병증은 무엇이 있을까?

and Answer 　진행이 천천히 나타나는 알츠하이머병과 반대로 혈관성 치매는 갑자기 나타나고 진행 역시 계단식 악화 또는 심한 기복이 있다. 이런 증상은 혈관성 치매의 원인인 뇌혈관 질환의 발생 또는 추가적으로 발생되는 것과 관계가 깊다. 하지만 뇌의 미세혈관(뇌 실핏줄)이 점점 좁혀지거나 막히는 뇌혈관 질환이 원인이라면 알츠하이머병처럼 천천히 진행되기도 있다.

　특히 신경학적 이상으로 편측운동마비, 보행 장애, 사지마비 등이 자주 나타나기 때문에 알츠하이머병보다 낙상위험이 많다. 그리고 거동자체가 불편해지면서 대부분 개인위생 관리에 타인의 도움이 필요해진다. 질환이 심해지면 합병증으로 욕창, 호흡곤란, 폐렴, 요로감염, 패혈증 등이 나타나면서 사망에 이르기도 한다.

혈관성 치매의 예방법은 무엇일까?

and Answer　　혈관성 치매는 알츠하이머병과 달리 꾸준하게 건강관리를 해준다면 상당부분 예방이 가능한데, 건강관리를 위한 다음사항을 실천하면 개선의 효과를 볼 수가 있다.

- 고혈압, 당뇨, 심장병, 고 콜레스테롤 등을 치료한다.
- 과음이나 흡연을 반드시 삼가야 한다.
- 우울증을 개선해준다.
- 즐거운 일이나 취미활동을 꾸준하게 한다.
- 머리에 큰 충격을 받거나 머리부상을 피한다.
- 과도한 약물복용을 피한다.
- 주변 환경이나 생활방식을 갑자기 바꾸지 말아야 한다.
- 의식주 해결을 환자스스로 처리하게 한다.
- 운동은 일주일에 3일 이상 하루 30분씩 꾸준히 한다.
- 건강한 식생활을 규칙에 맞게 한다.

혈관성 치매에 도움이 되는 음식은 무엇일까?

 건강에 유익한 음식을 먹는 식이습관은 혈관성 치매에 도움이 되는데, 이에 따른 식생활은 다음과 같다.

• 과식을 삼가야 한다.

• 오메가 3, DHA, EPA, 리놀렌산, 올리브유와 등이 함유되어 있는 해산물, 등이 푸른 생선, 견과류, 아마씨, 올리브유를 추천한다. 이와 반대로 오메가6, 동물성 포화지방, 경화식물성 기름, 전이지방산, 채소기름 등이 함유되어 있는 육류, 버터, 치즈, 마가린, 마요네즈, 가공식품, 옥수수기름 등은 피해야 한다.

• 부족한 비타민을 섭취한다.

• 항산화 식품으로 알려진 자두, 건포도, 블루베리, 딸기, 시금치, 케일, 브로콜리, 근대 등을 섭취한다.

• 과도한 카페인 섭취는 피해야 한다.

• 신체의 신진대사를 위해 물을 많이 마신다.

혈관성 치매의 생활가이드는 어떻게 해야 할까?

 • 혈관성 위험 요소인 고혈압, 당뇨, 고 콜레스테롤, 비만, 흡연 등을 치료한다.

• 안정을 취할 수 있도록 규칙적인 생활을 유도한다.

• 스스로 할 수 있는 일을 할 수 있도록 한다.

• 실수에 대해 과한 지적이나 쓸데없는 언쟁을 피한다.

• 복잡한 일보다 단순한 일을 하게 하여 능력을 인정한다.

• 원활한 의사소통을 위해 끊임없이 노력한다.

• 달력, 시계, 사진, 조명, 편안한 환경 등으로 지남력을 유지시킨다.

• 식사 때는 조금씩 천천히 먹게 하고 삼키기 곤란하면 의사와 상담한다.

04
알코올성 치매

알코올성 치매를 알아보면

알코올성 치매는 전체 치매 환자 가운데 약 10%의 높은 비율을 차지하고 있다. 알코올성 치매(알코올 유도성 치매와 같은 말임)는 장기간 알코올을 섭취하면서 나타나는 인지장애를 포괄하는 말이다. 한마디로 술과 관계된 치매 증후군은 다양하게 나타난다. 즉 알코올 섭취는 신경조직을 손상시키기 때문에 음주를 중단해도 기억력이 저하되고 인지기능이 떨어진다. 따라서 직장생활이나 일상생활에 많은 지장을 초래하는 치매상태가 지속된다. 특히 지나친 과음으로 식사를 제대로 하지 못해 비타민 B1이 결핍되면서 베르니케-코르사코프 증후군과 비슷한 증상이 나타나기도 한다. 베르니케-코르사코프 증후군의 증상은 눈의 근육마비나 눈 떨림 등의 안구운동 이상과 보행실조 등이다.

알코올성 치매의 원인은 무엇일까?

and
Answer 알코올 섭취는 급성이나 만성을 가리지 않고 동일하게 인지기능에 영향을 끼친다. 다시 말해 술을 마시면 단기간에 두뇌의 정신기능 속도가 떨어지고 반응시간까지 느슨해진다. 취할 정도로 술을 많이 마실 땐 기억력이 떨어지고 정신까지 산만해지며, 섬망, 혼수상태까지 이르기도 한다. 이러한 과정이 반복된다면 결국 치매로 발전할 수밖에 없다.

치매로 발전하게 되는 원인은 알코올로 나타나는 산화스트레스, 염증반응, 알코올의 신경독성 등으로 인해 신경세포가 손상을 입기 때문이다. 만성적 음주는 학습이나 기억에 관련된 신경영향 인자에 영향을 미칠 가능성이 높다.

또한 노인이 알코올을 남용하면 인체의 모든 장기에 좋지 않는 영향을 미칠 수 있는데, 특히 간, 췌장, 신장 등의 기능을 떨어뜨린다. 이런 질환들이 알코올 치매의 원인이 될 수도 있다.

알코올성 치매의 증상은 무엇일까?

and Answer   알코올 치매는 기억력이 포함된 다양한 인지영역에 손상을 미칠 수 있다. 즉 전두엽이 손상되면서 탈 억제와 집행 기능까지 손상되고 기억저하가 수반된다. 이밖에 정신운동지연, 우원증, 고집증(이상언행반복증), 주의력 저하, 지남력 장애 등이 흔하게 보이고 언어능력과 판단력 저하도 나타날 가능성이 높다.

인지저하가 진행되면 어떤 일을 계획하거나 판단하고 결정하는데, 많은 어려움이 따른다. 또한 사회활동, 직장생활, 사교모임 등도 수행하기가 어려워진다. 인지저하가 더 깊이 진행되면 지금까지 익숙하게 수행해오던 집안일이나 취미활동 등도 스스로 할 수가 없다. 예를 들면 기본적인 일상생활인 식사, 대소변, 옷 입기, 목욕하기 등을 남에게 의지할 수밖에 없는 처지에 이른다. 이런 증상들은 알츠하이머병이 원인인 치매와 비슷하기 때문에 구분이 어렵다.

루이소체 치매의 증상은 무엇일까?

and Answer 루이소체치매는 치매의 일종이며, 핵심 증상은 인지기능 저하, 환시, 렘수면행동장애, 파킨슨 등이며, 이외의 증상은 다리 끌기 걷기, 손발 떨림, 반복적인 낙상, 실신, 자율신경계 이상(변비, 기립성 저혈압, 요실금, 성기능 장애), 망상, 근육경직, 과다수면, 후각 감퇴, 환각, 우울증 등이 함께 나타난다.

따라서 환자에게 나타나는 인지기능 저하는 집중력, 집행능력, 시공간판단 능력저하 등이 두드러지게 보인다. 이 치매는 알츠하이머병 치매와는 다른 부분이 있다. 즉 기억력 저하가 발병 초기에는 확실하게 나타나지 않지만 병이 짙어짐에 따라 늦게 보이는 경우가 흔하다. 특히 인지기능 저하가 밤낮을 가리지 않고 확실하게 변동되는 것이 이 치매의 특징이다.

이 치매의 증상 가운데 환시라는 것은 실제 존재하지 않는 사물을 마치 보이는 것처럼 느끼는 환각현상을 말한다. 이 질병을 앓고 있는 환자 눈에는 흐린 형체가 아닌 또렷한 사람 얼굴이나 모습이 보이는 구조화된 환시를 보게 된다. 이런 환시는 다른 치매에선 초기에 볼 수 없는 증상이다.

렘수면행동장애는 수면장애의 일부분이다. 렘수면이란 잠을 자고 있는 듯이 보이지만, 뇌파는 깨어있을 때처럼 알파파가 나타나는 수면상태를 말한다. 즉 눈을 감고 있지만 안구가 빨리 움직이고 꿈을 꾸는 경우가 많다. 렘수면행동장애는 수면상태에서 비정상적으로 근육의 긴장이 낮아지지 않아 꿈의 내용을 실제 행동으로 옮기는 증상이다. 예를 들면 잠을 자면서 소리를 지르거나 발로 차거나 주먹을 휘두르기도 하는데, 이런 행동이 심해지면 외상을 입을 가능성도 있기 때문에 치료와 함께 주의를 기울이는 것이 무엇보다 중요하다. 최근 연구에서 렘수면행동장애가 신경퇴행질환이 발병하기 전, 초기증상으로 나타나는 것으로 밝혀지기도 했다.

파킨슨증상은 파킨슨병에서 흔하게 나타나는 운동장애 증상으로 서동증(움직임이 느리게 나타나는 증상), 안정 시 떨림(팔다리를 편안한 자세로 이완시켰을 때 나타나는 떨림. 운동 중에는 없어진다), 근육강직 등이 있다.

루이소체 치매의 치료는 어떻게 할까?

and
Answer 　루이소체 치매 치료는 지금까지 그 원인을 호전시키는 치료는 없지만, 증상을 조절하는 치료는 있다. 인지기능을 조절해주는 방법으로는 알츠하이머 치매에 사용되고 있는 항콜린에스테라아제가 있다. 그렇지만 환각이나 망상이 어떤 문제를 유발시키지 않는다면 특별한 치료가 필요 없다. 하지만 치료가 필요하다면 항정신병약제를 투약할 수 있다. 단 루이소체치매 환자가 항정신병약제에 과민성이 있다면 약제사용을 신중하게 해야만 한다. 파킨슨증이 원인이라면 파킨슨병 처방과 같은 레보도파를 투약한다. 렘수면행동장애가 원인이면 멜라토닌이나 클로나제팜이 사용되고, 기립성 저혈압이 원인이면 미도드린과 플루드로코티손이나 드록시도파가 사용되거나 비 약물 치료로는 물 많이 마시기, 천천히 일어나기, 하체 근력운동 등이 있다. 만약 변비가 나타나면 물을 많이 섭취하면서 식이섬유를 섭취한다. 이밖에 규칙적인 운동을 충분히 하는 것도 효과적이다.

루이소체 치매의 합병증은 무엇일까?

and Answer 루이소체 치매 환자 대부분은 병의 증상이 매우 천천히 나타지만 파킨슨 치매나 알츠하이머치매보다는 조금 빠르게 진행된다. 루이소체 치매 환자는 평균적으로 치매가 진단된 이후 2년 후에 파킨슨증이 나타난다. 파킨슨병보다 운동증상이 미약하게 나타나지만 약물치료 효과는 적다.

07
파킨슨병 치매

파킨슨병 치매란?

파킨슨병은 치매 다음으로 많이 나타나는 질병으로 사지와 몸이 떨리고 경직되는 중추신경계통의 퇴행 질병이다. 뇌 속에는 다양한 신경전달 물질이 존재하는데, 이 가운데 운동에 반드시 필요한 도파민이란 물질이 있다. 따라서 파킨슨병은 이 도파민을 분비하는 신경세포가 알 수 없는 원인에 의해 천천히 소실되어 가는 질병이다. 파킨슨 환자들에게 흔하게 나타나는 운동장애 증상으로 서동증(움직임이 느리게 나타나는 증상), 안정 시 떨림(팔다리를 편안한 자세로 이완시켰을 때 나타나는 떨림. 운동 중에는 없어진다), 근육강직, 자세불안증 등이 있다. 이 질병은 대부분 노년층에서 나타나는데, 연령이 많을수록 이 질병에 걸릴 확률이 점점 높아진다. 발생빈도는 1,000명당 1~2명 정도이며, 60세 이상에서는 약1%, 65세 이상에서는 약 2%정도가 이 질병에 시달리고 있다.

파킨슨병의 원인은 무엇일까?

and Answer   도파민을 분비하는 신경세포가 어떤 원인으로 소실되는 지는 현대의학으로도 지금까지 밝혀내지 못하고 있다. 다만 파킨슨 환자의 가족 중 파킨슨 병력이 있는 경우가 있는데, 이런 가족들 중 극히 일부에서 유전자 이상이 나타나기도 한다. 하지만 이 외의 환자에게서는 가족력이나 유전자 이상 없이 발생하고 있으며, 또한 환경적 영향이나 독성물질이 발병원인이라는 연구발표도 있다.

Question

파킨슨병의 증상은 어떻게 나타날까?

and
Answer   파킨슨병에서 흔히 나타나는 운동장애 주 증상은 서동증
(움직임이 느리게 나타나는 증상), 안정 시 떨림(팔다리를 편안한
자세로 이완시켰을 때 나타나는 떨림. 운동 중에는 없어진다), 근육강직, 자
세불안증 등이 있다. 이 질병은 적절한 치료를 하지 않는다면, 운동
장애 증상이 점점 심해져 결국 걷기가 힘들어지면서 일상생활을 전
혀 수행할 수 없게 된다.

즉 이 질병은 아주 천천히 진행되면서 병세가 점점 깊어지기 때문
에 언제부터 발병되었는지를 파악할 수가 없다. 다시 말해 이 질병
은 서동증, 안정 시 떨림, 근육강직 등의 증세가 나타나기 수년 전
부터 다른 증상들에 시달리는 경우가 대부분이다. 다른 증상이란
지속적으로 나타나는 피곤함, 무력감, 팔다리에 나타나는 야릇한
통증, 기분이 이상해지거나 쉽게 화를 내는 것 등이다. 이밖에 뒷목
이나 허리통증이 초기에 나타날 경우도 있고, 글씨를 쓸 때 글자 크
기가 점점 작아지거나 말할 때 목소리가 점점 작아질 때도 있다.

서동증은 걸음, 손동작이 느려지고 말도 느려진다. 이밖에 무표정,
세수, 화장, 목욕, 식사, 옷 입기 등이 느려지기 때문에 일상생활을
정상적으로 수행할 수가 없게 된다. 또 발병 위치는 신체의 좌우를
기준으로 할 때 어느 한쪽부터 나타나는 경우가 많다. 예를 들면 환

자들이 걸어갈 때 한쪽 팔을 흔들지 못하는 경우가 많다.

안정 시 떨림은 힘을 빼고 있는 팔다리에서 규칙적으로 나타나는 떨림 현상인데, 발병초기엔 본인 스스로가 손 떨림을 알지 못하는 경우도 많다. 팔이나 손에 떨림 현상이 나타났을 때 팔을 들어 올리거나 손으로 물건을 잡으면 이 떨림 형상은 곧바로 사라진다. 또 다른 경우는 자세가 구부정해지고 보폭이 좁아지면서 종종걸음을 걷는다. 질병이 더 심해지면 균형 장애까지 나타나면서 자주 낙상하게 된다.

하지만 운동기능과 관련된 것들 이외에 다른 계통의 이상 증상들이 자주 나타나는데, 이것을 비운동성 증상이라고 한다. 비운동성 증상은 자율신경계 증상(기립성 저혈압, 소변 장애, 성기능 장애), 위장관 장애(침 흘림, 삼킴 어려움, 변비), 인지기능 장애. 우울, 불안, 충동조절 장애, 환각, 망상, 수면 장애(렘수면 장애, 불면증, 낮 동안 졸림), 통증, 피로, 후각 장애 등이다.

파킨슨병의 치료는 어떻게 할까?

and
Answer 현재 파킨슨병을 치료하는 방법은 다양하게 개발되고 있다. 이 가운데 어떤 치료방법을 선택해야 할지는 환자가 결정하는 것이 아니며, 더구나 전문의조차도 많은 고민을 하게 된다. 물론 모든 환자들을 대상으로 동등하게 적용되는 최상의 치료방법은 존재하지 않는다. 그래서 환자 각 개인의 질병상태에 따라 가장 적절한 치료방법을 찾아 치료하는 것이 최상의 방법이라고 할 수 있다.

보편적으로 파킨슨병으로 확진되면 비 약물치료가 아닌 약물치료부터 시작한다. 치료목표는 일상생활을 수행하는데 어려움이 없도록 개선해주는 것이다. 그렇기 때문에 약물치료의 기본원칙은 이런 목표를 달성하기 위한 최소 용량의 약물만 투여하고 있는 것이다.

증상을 하루빨리 제거하겠다는 욕심에서 처음부터 많은 양의 약물을 투여한다면 약물 오남용으로 인한 부작용이 나타나기 때문에 매사 주의를 기울여야 한다. 이 질병은 몇 달 또는 1~2년 정도의 약물투여로 치료가 끝나지 않기 때문에 지속적으로 약물치료를 해야만 한다. 이에 따라 질병 초기부터 장기적인 치료계획을 꼼꼼하게 설정하여 차근차근 치료해나가는 것이 무엇보다 중요하다. 이런 과정을 통해 환자의 상태가 개선된다면 이 상태에 초점을 맞춰 치료하는 것이 가장 효과적이다.

치료 약물은 이 질병을 완치시키거나 진행을 멈춰주는 것이 아니다. 오로지 부족한 도파민을 보충해 환자가 일상생활을 유지할 수 있게 해줄 뿐이다. 현대의학에서 많은 치료제가 개발되었지만 지금까지 도파민 신경세포를 재생 또는 소실진행을 멈춰주는 치료제는 없다. 그나마 현재 사용되고 있는 대표적인 약물은 도파민의 전구물질인 레보도파가 유일하다.

레보도파의 역할은 도파민으로 변환되어 부족한 도파민을 보충해준다. 하지만 파킨슨병의 여러 가지 증상 중 비운동성 증상에서는 이 약물로 개선되지 않는 증상들도 존재한다. 그래서 파킨슨병에 치매가 동반되었다면 치매 약물을 투여해야 하고, 우울증이 동반되었다면 우울증 약물을 투여해야 한다. 즉 증상에 따라 증상을 개선시키는 약물 치료를 처방해야 한다.

어쨌든 레보도파 약물을 투여하면 파킨슨병 환자들에게 개선효과가 매우 높기 때문에 일상생활을 수행함에 있어 별다른 문제가 없을 정도로 효과가 좋다. 하지만 레보도파 약물치료를 시작한 후 3년에서 5년이 지나면 이상 운동증세, 운동 요동현상(약효의 소진으로 나타나는 증상)등의 부작용이 나타나기 시작한다. 특히 환자에 따라 수년이 더 흘러가면 약물조절 만으로는 일상생활 수행이 곤란해지기도 한다. 이런 땐 약물치료가 아닌 수술치료를 생각해봐야 한다.

파킨슨병의 재활치료는 중추신경계의 병변자체를 직접 교정하지는 못한다. 그 대신 환자의 기능을 도와주거나 유지시켜 삶의 질을 개선시켜줄 수는 있다. 예를 들면 관절 운동범위, 지구력, 균형유지, 보행능력, 일상생활 동작의 원만한 수행, 서동증, 근육 강직 등에 개선효과를 보인다. 이밖에 연하 장애(음식물을 삼키기 어려운 증상)나 언어 장애 등에 대한 재활치료에도 약간의 개선이 있다. 단, 대부분 치료할 때는 효과를 보이지만 치료를 중단하면 곧바로 증세가 악화되기 때문에 꾸준한 재활치료가 무엇보다 중요하다.

파킨슨병의 합병증은 무엇일까?

and Answer 　파킨슨병 환자의 병세는 대부분 천천히 진행되기 때문에 초기 진단이 매우 어렵다. 또한 발병되어도 증세가 더 나빠지지 않고 초기발병 상태로 머무르기도 한다. 그렇다고 이 질병 자체가 완전히 사라지지거나 치료되지는 않는다. 증세가 진행되는 속도는 각 개인마다 조금씩 차이는 있겠지만 대부분 매우 천천히 진행되기 때문에 적절한 치료를 한다며 장기간 별다른 불편함 없이 사회활동을 영위할 수 있다.

이 질병이 매우 심해졌다고 해서 이 질병의 원인으로 사망하지는 않는다. 다만, 내과적 합병증인 폐렴, 욕창, 요로감염 등으로 대부분 사망한다. 약물치료를 하고 있지만 도파민 신경세포의 변성은 멈추지 않고 천천히 진행된다. 그래서 처음에 투여하던 약물치료는 어느 시점이 지나면 효과가 떨어지고 다른 원인들이 발생하게 된다. 이럴 땐 약물의 용량을 더 늘여주거나 약물종류를 다른 것으로 대체시켜주면 된다.

파킨슨병의 식이요법과 생활가이드는 무엇일까?

and Answer 파킨슨병을 초기에 발견했다면 그 즉시 도움이 되는 신체 운동을 꾸준하게 시켜야 된다. 왜냐하면 장기적으로 꾸준하게 운동하고 있는 환자들의 예후를 보면 좋은 결과들이 나타나고 있기 때문이다. 운동은 환자 스스로가 하는 것이 가장 좋겠지만, 스스로 운동하지 못할 경우에는 재활치료를 통하면 해결할 수 있다. 음식을 섭취할 때 파킨슨병에 좋지 않는 식품이나 이와 반대로 좋은 식품은 없다. 그래서 의사들이 추천해주는 식생활을 기준으로 균형 잡힌 식단을 구성해 실행하면 별 문제가 없다. 단 고단백 식품을 섭취하면 레보도파 약물흡수를 방해하기 때문에 약효가 나타나지 않을 수도 있다. 이럴 땐 고단백 식품을 제외시키거나 식전에 약물을 복용하게 하면 된다.

또한 파킨슨 환자에게 흔히 처방되는 약물 중 해로운 것들도 있다. 따라서 신경과 외의 다른 과에서 처방받을 때는 미리 파킨슨 약을 복용하고 있다는 사실을 알려야 한다. 이와 함께 파킨슨병을 치료하고 있는 의사에게도 타과에서 약을 처방받았다는 것을 말해야 된다.

파킨슨병이 중기를 넘겼을 때의 환자상태는 걷다가 낙상하기 쉽기 때문에 집 마당, 침실, 화장실 등의 좁은 공간에서 넘어지지 않도록 각별히 조심해야 한다. 다시 말해 환자가 자주 다니는 길목에서 발에 걸리는 물건들이나 낙상으로 골절상을 입힐 수 있는 물건(가구, 낮은 책상, 의자 등등) 등을 정리하거나 깨끗이 치워주는 게 좋다. 이와 함께 균형에 장애가 있다면 보조기구인 지팡이 또는 보행기 등을 사용하게 해준다. 왜냐하면 낙상으로 뼈에 금이 가거나 부러지면 수개월 이상 운동은커녕 꼼짝없이 자리에 누워만 있어야 하기 때문에 운동 기능저하가 매우 심각해진다.

Chapter

03

우리가 몰랐던
치매에 효과적으로 판명된
의외의 식품

뇌를 겹겹이 커버해주는
브로콜리

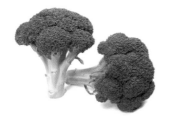

치매를 앓고 있는 환자들을 살펴보면 대부분 호모시스테인(혈액 안에서 심장병을 일으키는 독성 원소. 이것의 농도가 짙어지면 질수록 심장병 위험발생이 높다고 함)의 수치가 높아지는 것으로 나타난다. 특히 혈액에서 비타민 B군이 부족해지면 호모시스테인이 수십 배 증가한다. 따라서 부족한 비타민B1 또는 엽산을 보충해주면 호모시스테인 농도가 낮아지는데, 이때 서플리먼트를 섭취하게 되면 호모시스테인 농도가 낮아지면서 그 즉시 증상이 개선됨을 느낄 수가 있다.

따라서 브로콜리에는 이와 같은 비타민B1과 엽산의 함유량이 풍부하여 치매를 예방하는데 많은 도움이 된다. 그리고 새싹부분에 함유되어 있는 설포라팬은 암세포의 성장을 억제해주는 물질인데, 항염증작용과 해독작용으로 유독물질의 체외배출은 물론 염증을 억제해주기도 한다. 이 물질을 효과적으로 활용하려면 새싹부분을 많이 섭취하면 된다. 단 설포라팬은 가열을 하면 합성이 방해를 받기 때문에 오로지 생으로 섭취해야만 한다.

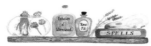

브로콜리치즈

- 브로콜리 (200g)
- 간 모차렐라 치즈
  2컵 (200g)
- 올리브 오일
  1작은술 (15ml)
- 천일염 1숟갈 (15g)
- 다진 마늘 2쪽

●조리순서Steps●

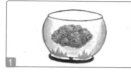

1 먼저 10분간 브로콜리를 찐다.

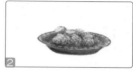

2 브로콜리가 익으면 따로 보관해 두면서 식힌다. 다 식으면 작게 자른다.

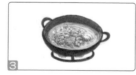

3 올리브오일을 두른 팬에 브로콜리를 넣고 다진 마늘과 함께 볶는다.

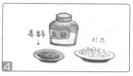

4 잘 섞은 뒤 소금과 흑후추(선택 사항)로 간을 하고 나서 마지막으로 치즈를 넣는다.

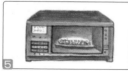

5 작은 크기의 오븐용 그릇에 모든 재료를 담고 오븐에 넣은 뒤 180도에서 20분간 굽는다.

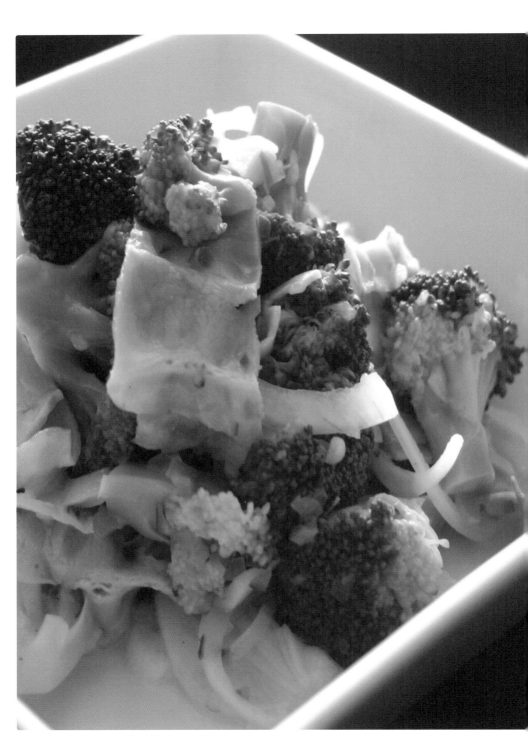

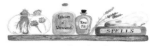

브로콜리샐러드

●준비할 재료 ●

브로콜리 300g, 양파 1/2개, 베이컨 4장, 피클드레싱

● 조리순서Steps ●

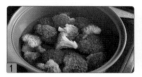

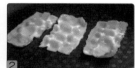

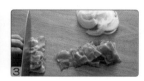

브로콜리는 먹기 좋은 크기로 자르고 소금물에 살짝 데친다.

베이컨은 바짝 굽는다.

양파는 얇게 썰고 베이컨은 기름기를 빼낸 후 3cm 길이로 자른다.

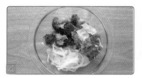

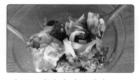

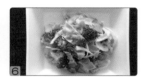

브로콜리와 양파, 구은 베이컨을 볼에 담는다.

피클드레싱에 버무린다.

그릇에 담아 먹으면 된다.

Tips 좋아하는 드레싱으로 바꾸어도 좋다.

해독작용으로 치매를 예방하는
양배추

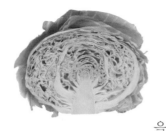

아브라나과 야채(브로콜리, 배추 양배추 등)는 동맥
경화, 심장병, 뇌졸중 등의 심혈관 질환 예방
에 매우 효과적이다. 특히 양배추에 함유되어
있는 이소티오시아네이트는 간장의 해독기능
을 강화시켜주는 작용을 한다. 물론 항암작용도
한다고 하지만 간장은 체내 해독을 담당하는 곳이다. 간 기
능을 향상시킨다는 것은 체내의 해독작용을 지원해주는 것이기
때문에 알츠하이머병 예방과 연결된다고 볼 수 있다.

이밖에 항산화작용이 강한 비타민C와 상한 위 점막을 복원해주
는 메틸메티오닌까지 함유되어 있기 때문에 꾸준하게 건강한 신
체를 유지할 수 있게 해준다. 그리고 2~3cm의 미니 양배추도
추천해본다. 미니 양배추는 양배추보다 그 영양가가 훨씬 높은
데, 비타민C는 양배추보다 약 4배가 많고 식이섬유 역시 약 3배
가 더 많다.

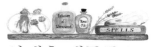

양배추 해독주스

양배추 100g, 당근 100g, 브로콜린 100g, 토마토 100g, 사과 200g, 물 400~500cc

●조리순서(Steps) ●

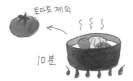

토마토 제외

10분

1 토마토를 제외한 재료를 냄비에 넣고 10분을 삶는다.

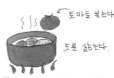

토마토 넣는다

5분 삶는다.

2 끓으면 토마토를 넣고 5분 더 삶는다.
3 완전히 식힌다.

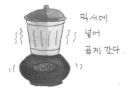

믹서에 넣어 곱게 간다

4 ❹를 믹서에 넣어 곱게 간다.

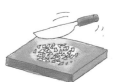

5 깨끗이 씻은 사과를 껍질째 잘게 썬다.

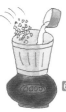

6 모두 믹서에 넣고 다시 곱게 간다.

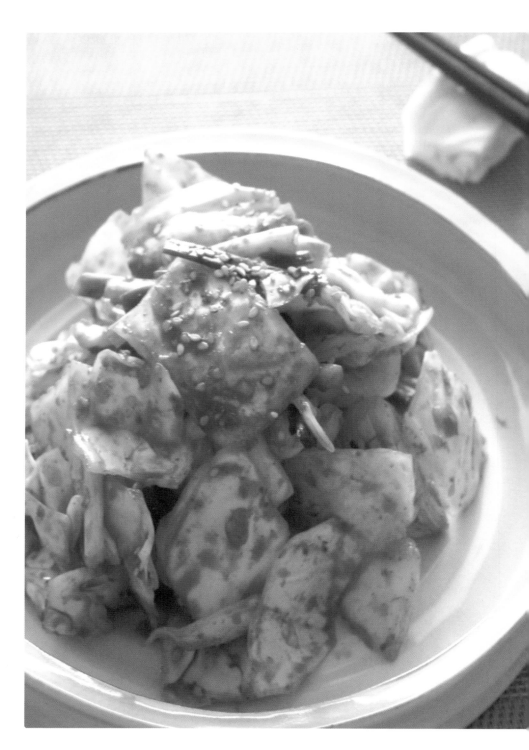

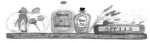

양배추 겉절이

양배추 120g, 실파 3뿌리, 고춧가루 2큰술, 설탕 1큰술, 식초 1큰술, 다진마늘 1큰술, 통깨 1큰술, 소금 약간

●조리순서Steps●

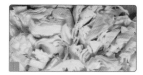

양배추는 손질하여 한 잎씩 떼어 씻은 후 한입 크기로 썬다.

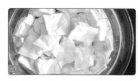

한입 크기로 자른 양배추를 얼음물에 잠시 담갔다가 건진다.

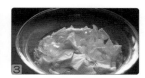

건진 양배추를 소금을 약간 뿌려 살짝 절인다.

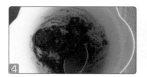

고춧가루에 물 1큰술을 넣어 갠 후 다진 마늘, 설탕, 식초를 넣어 양념을 만든다.

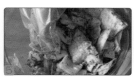

절인 양배추에 양념을 넣어 버무린다.

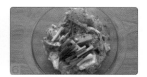

소금으로 간을 맞추고 실파와 통깨를 넣어 한 번 더 버무리면 된다.

치매의 진행을 지연시켜 주는
카레

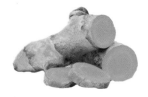

카레가루에 함유되어 있는 울금에는 파이토케미컬인 커큐민(또는 쿠르쿠민) 성분이 풍부하다. 커큐민은 유해산소를 제거해주는 강력한 항산화물질인데, 세포산화를 막아주고 염증을 떨어뜨려 치매를 예방하거나 진행을 지연시켜준다.

알츠하이머병의 원인은 뇌에 쌓인 아밀로이드베타 단백질이 신경세포를 공격해서 발생하는 질병이다. 따라서 커큐민은 유해물질 아미로이드베타 단백질이 뇌에 쌓이는 속도를 억제해주고 이와 함께 나타난 노인반(신경반)의 분해까지 증진시켜 알츠하이머병을 예방해준다. 실제 인도사람들은 하루도 빠짐없이 카레를 먹기 때문에 치매 발병률이 다른 나라에 비해 매우 낮다는 연구 결과도 있다.

카레요리를 할 때 칼로리가 걱정이 되면 분말카레에 울금을 첨가해 사용하고 이와 반대로 고소한 맛을 즐기려면 고형카레를 사용하면 된다.

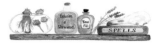

양고기카레

●준비할 재료 ●

양고기 300g, 감자 1개, 당근 1/2개, 양파 1개, 마늘 10개
[양념] 카레가루 30g, 바질가루 **톡톡**, 후추 **톡톡톡**, 케찹 1큰술, 고춧가루 1큰술

●조리순서Steps ●

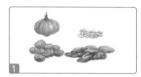

1 고기 카레는 재료를 큼직하게 썰고 통마늘도 크게 썰어 준비한다. 양고기도 다른 재료들과 사이즈를 비슷하게 맞춰서 썬다.

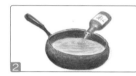

2 기름을 먼저 두르고 마늘을 먼저 넣어서 기름에 향이 충분히 배어 나오게 한다.

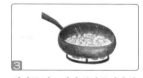

3 양파를 넣고 달달 볶아주면서 양파가 어느 정도 색이 변하려 하면 고기를 넣는다.

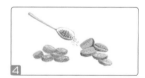

4 후추, 바질로 양념을 하고 감자와 당근을 넣고 달달 볶는다.

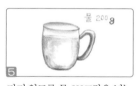

5 타지 않도록 물 200그람을 넣는다.

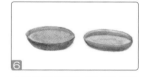

6 오뚜기 카레 약간매운맛을 사용하여 카레가루는 30그람 정도만 사용한다.

7 가루를 물에 잘 개어놓고 케찹 한 스푼, 고춧가루 한 스푼, 후추 톡톡톡 여러 번 뿌린다.

뇌를 활성화시켜 치매를 예방하는
EPA · DHA

치매 예방에 가장 적절하고 유효한 식품으로 각광받고 있는 것이 바로 생선이다. 생선을 정기적으로 섭취하고 있는 사람들은 치매의 위험이 낮아진다는 연구결과가 세계 각국의 연구진들을 통해 발표되고 있다.

생선이 우리 인체에 도움이 된다고 느끼는 이유는 바로 생선에 함유된 영양소 때문이다. 그 영양소는 우리에게 잘 알려진 EPA(에이코사펜타엔산)과 DHA(도코사헥사엔산)이다. EPA와 DHA는 다가불포화지방산인데, 분자구조상 오메가3으로 불린다. α-리놀렌산이 함유된 식품(등 푸른 생선인 정어리, 고등어)을 섭취하면 체내에서 EPA로 변환되었다가 이어서 DHA로 변환된다.

EPA와 DHA에는 우리 신체에 꼭 필요한 지방산이 함유되어 있다. DHA는 뇌신경계포막의 중요한 구성성분으로 눈 건강, 뇌 건강, 기억력향상, 유아기 신경 등에 도움을 준다. 다시 말해 뇌의 신경세포를 움직이게 하여 정보전달을 원활하게 하면서 기억력 증진, 판단력 향상, 치매 예방 등에 효과가 있다. EPA는 혈액에 유익한 성분으로 심장건강, 관절건강, 면역력 강화, 우울증 개선 등에 도움을 주는 성분이다. 혈관을 확장시켜 혈액순환을 원활하게 하여 간접적으로 치매 예방에도 영향을 미친다.

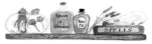

참치 브로콜리무침

●준비할 재료●

브로콜리 1송이, 캔 참치 150g
[양념재료] 간장 0.7밥숟가락, 올리고당 0.5밥숟가락, 깨 간 것 2밥숟가락, 마요네즈 3밥숟가락, 매실청 1밥숟가락, 소금 2꼬집, 후추

●조리순서(Steps)●

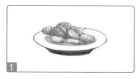

1 브로콜리는 밑동과 잎을 제거한 후 겉껍질을 벗기고 먹기 좋게 잘라서 준비한다.

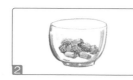

2 손질을 끝낸 브로콜리는 흐르는 물에 가볍게 샤워시킨 후 식초 1 숟갈을 푼 물에 10분간 담갔다 건져둔다.

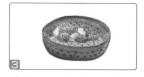

3 팔팔 끓는 물에 굵은소금 반 스 푼을 넣고 브로콜리를 넣은 후 1 분간 데친 후 체에 밭쳐 헹구지 말고 그대로 식혀준다.

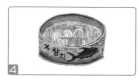

4 브로콜리가 식는 동안 참치는 뚜껑을 열어 발암물질이 날아가 게 잠시 두고 소스를 만든다.

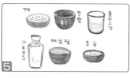

5 볼에 부순 깨 2, 간장 0.7, 올리고 당 0.5, 마요네즈 3, 매실청 1, 후 추 약간을 섞어 참깨 마요 소스 를 만든다. 기호에 따라 매실청 대신 식초와 머스터드소스를 약 간 첨가하셔도 좋다.

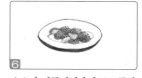

6 소스가 만들어졌다면 브로콜리 먼저 넣어 간을 보고 소금을 기 호에 맞게 추가한다.

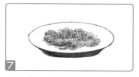

7 기름기 쭉 뺀 참치를 넣고 브로 콜리에 양념을 먼저 입혀주고 가 볍게 버무려 주면 완성이다.

Tips

마요네즈의 양이나 단맛 등은 기호에 맞게 가감하시면 된다.
데친 브로콜리를 헹구지 않고 식히면 맛도 보존되고 저장이 좀 더 오래간다.

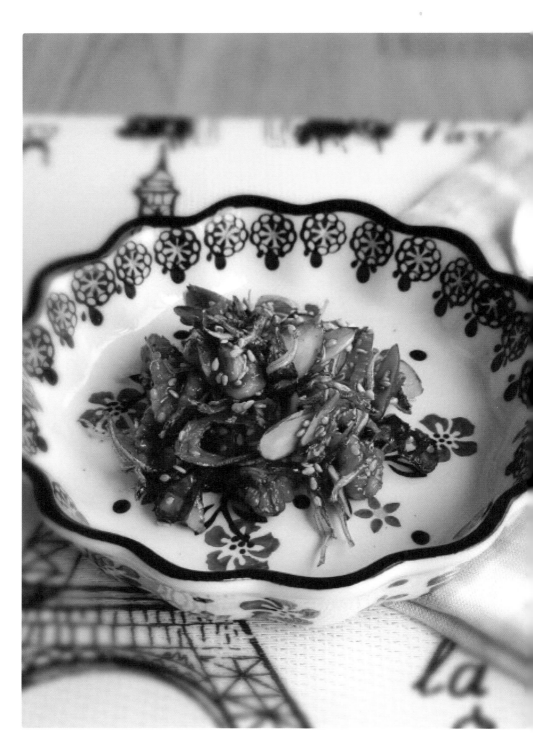

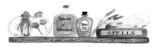

호두와 아몬드 청양고추 멸치볶음

●준비할 재료 ●

잔멸치 200g, 청양고추 10개, 호두 150g, 아몬드 150g, 식용유 (두르기) 2번
[양념재료] 간장 2스푼, 설탕 6스푼, 물엿 3스푼, 깨 1스푼, 참기름

● 조리순서Steps ●

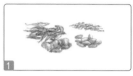

1
잔멸치 200g, 호두 150g, 아몬드 150g을 준비해준다. 청양고추는 10개 얇게 슬라이스해서 준비해 준다.

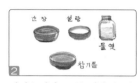

2
양념은 간장 2스푼, 설탕 6스푼, 물엿 3스푼, 참기름 1/2스푼 를 넣고 섞어 준다.

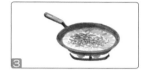

3
마른 팬에 멸치를 넣고 센불에서 볶아준다. 멸치의 수분을 날려 보내고 노릇노릇 바삭해질 때 까 지 볶아준다.

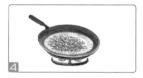

4
센불에서 멸치를 볶다가 호두와 아몬드도 넣고 호두와 아몬드가 살짝 노릇해질 때 까지 볶아준 다.

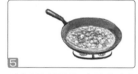

5
식용유를 둘둘 두 번 둘러 볶아 준다. 깨 1스푼과 청양고추도 넣 고 바삭 바삭한 느낌이 들게 볶 아준다.

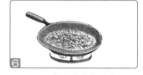

6
노릇노릇 다 볶아지면 불을 끄고 그리고 아까의 양념을 휘 두르고 잘 섞어준다.

7 잔열로 양념을 잘 버무리고 다시 불을 켜고 약불에서
살짝만 볶아주면 완성된다.

뇌혈관성 치매와 알츠하이머유형 치매에 좋은

엽산

　엽산(비타민 B9)은 비타민B군에 해당되는 수용성 비타민으로 시금치 추출물에서 발견된 필수적인 영양소이다. 하지만 이 엽산은 체내에 저장되지 않는 단점을 가지고 있어 반드시 음식을 통해 섭취해야만 한다. 더구나 적혈구가 생성될 때 없어서는 안 될 필수 영양소이기 때문에 엽산결핍은 빈혈(악성빈혈)을 초래한다.

　그리고 DNA합성에도 필요한 영양소이기 때문에 임산부에게 엽산결핍이 발생하면 태아에게 선천성 척수 또는 뇌장애(신경관결손)가 나타날 위험이 증가한다. 이에 따라 엽산을 임산부의 필수영양제라고 한다.

　특히 엽산은 두뇌기능 개선과 정신건강까지 개선해주는 효과가 있기 때문에 치매 예방에 도움이 된다. 또한 엽산결핍은 간장에서 단백질이 분해되어 생성되는 단백질 찌꺼기인 호모시스테인이 증식한다.

　호모시스테인은 혈관에서 독소로 작용해 혈관을 막히게 하거나 혈관을 수축시키면서 치매, 동맥경화, 뇌졸중, 심근경색 등을 일으킨다. 외에 알츠하이머병의 원인인 아미로이드β의 작용을 강화시킨다. 하지만 엽산에는 호모시스테인을 감소시키는 작용과 아미로이드β의 근원인 유전자 출현을 억제하고 효과가 있다. 그리고 알츠하이머유형 치매를 예방하고 생활습관병인 뇌혈관유형 치매의 예방에도 도움이 된다.

엽산은 다양한 식품에 함유되어 있기 때문에 매일 엽산식품이 첨가된 균형 잡힌 식사를 한다면 부족한 비타민을 쉽게 섭취할 수가 있다. 엽산이 풍부하게 함유된 식품은 식재료로 사용되는 녹황색야채를 비롯해 육류, 과일, 콩류 등이다. 하지만 주의할 점은 엽산은 수용성비타민이기 때문에 가열조리를 하게 되면 비타민이 파괴된다는 사실이다.

엽산이 풍부한 대표적인 식품

녹황색채소
시금치, 콜리플라워, 실란트로(고수), 아스파라거스, 브로콜리, 시금치, 양배추, 호박, 비름, 루꼴라, 상추 등

과일
딸기(스트로베리), 망고, 키위, 오렌지, 아보카드, 구아바, 석류, 파파야, 두리안, 블랙베리, 바나나 등

육류
소고기 간, 돼지고기 간, 닭고기 간, 달걀 등

콩류
대두, 병아리콩, 낫토, 풋콩, 잠두콩, 강낭콩, 완두콩, 땅콩 등

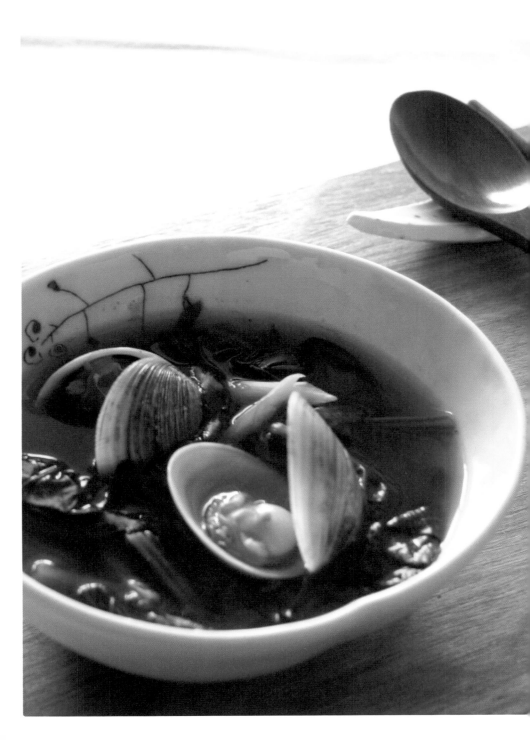

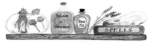

시금치된장국

●준비할 재료●

시금치 반단, 조개 10개 정도, 된장3큰술, 파1줄기, 물, 다진마늘 1큰술, 간장, 고춧가루

●조리순서Steps●

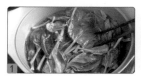

1 시금치는 끓는 물에 30초만 데친다.(그 다음에 빼서 접시에 놓아둔다)

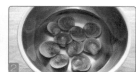

2 조개는 진한 소금물에 넣어놔서 모래를 토하게 하시고 조갯살만 샀다면 깨끗하게 씻어준다.

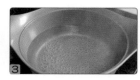

3 파는 쪽파로 사고, 깨끗이 씻어서 어슷어슷하게 썰어 놓고 냄비에 물을 자작하게 붓고 물을 끓인다.

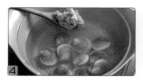

4 물이 끓기 시작하면 조갯살을 넣고 약 30초간을 끓인 후 된장을 풀어주고 마늘을 넣어준다.

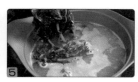

5 마늘이 익으면 시금치를 넣는다.

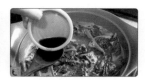

6 시금치가 익을 때까지 조금 더 끓인 뒤 국간장으로 간을 봐 준다.

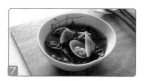

7 고춧가루를 한 큰술 넣어서 다시 한 번 살짝 끓이면 완성된다.

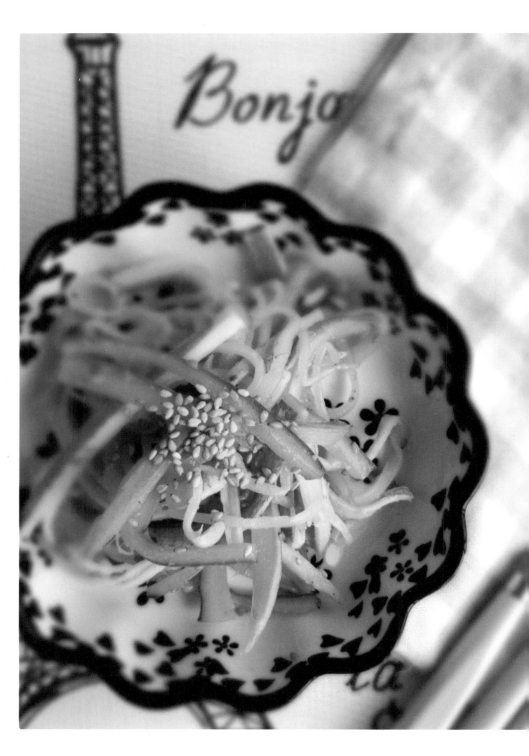

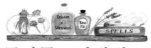

콩나물오이냉채

콩나물 200g
오이 1개
양파 50g
맛살 3줄

[양념재료]
식초 3스푼
레몬즙 1스푼
연겨자 1/3스푼
설탕 3스푼
소금 2꼬집
국간장 1스푼
참기름 1스푼

● 조리순서Steps ●

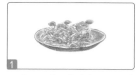

1
콩나물은 깨끗이 씻어 끓는 물에
소금 1스푼 넣어 1분정도 데쳐
찬물에 헹궈 물기를 뺀다.

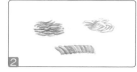

2
오이는 돌려깍기 해서 채 썰고
양파도 채 썰고 맛살도 오이 크
기에 맞춰 결대로 채 썬다.

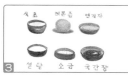

3
식초 3스푼, 레몬즙 1스푼, 연겨
자 1/3스푼, 설탕 3스푼, 소금 2꼬
집, 국간장 1스푼, 참기름1스푼
넣어 소스를 만들면서 기호에
맞게 신맛, 단맛, 짠맛을 조절을
한다.

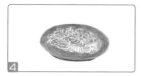

4
볼에 콩나물, 오이, 맛살, 양파 넣
고 소스를 부어 가볍게 털어가며
무쳐 그릇에 담고 깨를 솔솔 뿌
려주면 완성된다.

Tips

입맛이 없을 때, 다이어트 할 때 좋은 샐러드로 새콤달콤한 게 너무 맛있다.
콩나물에서 나오는 아스파라간산은 알코올을 분해하기 때문에 숙취해소에도 좋고 면역력
을 향상시켜준다.

검은콩을 먹어야 하는 이유는?

FDA(미국식품의약국)에서는 하루 평균 콩 단백질 25 g을 섭취하면 심장순환계 질환을 효과적으로 예방할 수 있다는 문구를 두유나 두부와 같은 제품에 표기할 수 있도록 허용했을 정도다.

콩 속에는 식물성 단백질과 불포화지방산이 풍부하다. 특히 약콩, 서리태 등으로 불리는 검은 콩 껍질에는 황색 콩 껍질에서 발견되지 않는 글리시테인 이라고 하는 특수한 항암물질이 g당 500u 이상이 들어 있다. 특히 유방암, 난소암, 전립샘암, 심장병, 골다공증 등을 예방하는 데 탁월하다. 여성 호르몬 에스트로겐과 유사한 식물성 에스트로겐이 들어 있어 유방암 위험을 감소시킨다. 또 에스트로겐 과다 분비로 생길 수 있는 유방암, 난소암을 예방하는 효과가 있다. 폐암, 직장암, 결장암 예방에도 효과가 있고 인슐린이 발견되기 이전인 1900년대 초 콩이 당뇨에 효과적이란 사실을 이미 알았다. 검은 콩에는 혈관을 확장시켜 혈압을 낮춰주는 비타민E와 칼륨, 혈관근육을 부드럽게 해 주는 칼슘이 풍부하다. 비타민 B12와 엽산, 베타카로틴, 육류의 4배나 되는 유기철 등이 있다. 의사들이 고혈압 환자에게 검은 콩을 권하는 이유다.

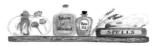

식약처에서 권장하는 쇠고기와 검은콩 요리

● 준비할 재료 ●

갈은 소고기 50g
서리태 30g
셀러리 3g
양파 7.5g
청피망 4.5g
토마토 61.5g
베이컨 4.5g
현미 30g
닭육수 30g
물 40.5g
마늘다진것 0.8g
월계수잎 0.2g
건 타임 0.3g
후춧가루 0.2g
케이엔페퍼 0.2g

Tips

백발이나 탈모 증세에도 좋다. 검은 콩에 많이 함유된 아미노산 중 모발의 성장에 꼭 필요한 영양 성분인 아르니긴은 모발 성장을 촉진시켜 주는 나이트릭 아크사이드(Nitric Oxide)의 대사전구 물질이다.

● 조리순서 Steps ●

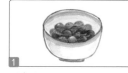
1 서리태를 2시간 정도 물에 불려 둔다.

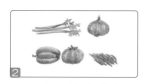
2 셀러리, 양파, 청피망, 토마토를 굵게 다지고 베이컨은 얇게 채 썬다.

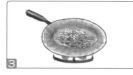
3 팬에 식용유를 두르고 다진 마늘을 넣어 볶아 향을 낸 뒤 다진 소고기를 넣어 볶는다.

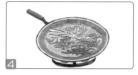
4 팬에 식용유를 두르고 베이컨, 양파, 셀러리, 토마토, 청피망 순으로 넣어 볶는다.

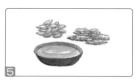
5 냄비에 현미, 볶은 소고기, 닭 육수를 넣어 현미가 반쯤 익도록 끓인다.

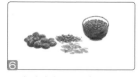
6 불린 서리태, 볶은 채소, 월계수잎, 타임, 케이엔페퍼를 넣고 현미와 서리태가 완전히 익도록 낮은 불에서 은근히 끓인다.

폴리페놀의 항산화 능력이 치매를 예방하는
레드와인

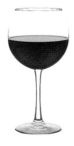

레드와인에는 폴리페놀 성분이 풍부하게 함유
되어 있다. 폴리페놀은 강력한 항산화작용을
하기 때문에 노화, 동맥경화, 고혈압, 암을 비
롯해 치매 예방에도 효과를 도움을 주는 것으
로 밝혀졌다.

　세계적으로 와인의 명산지로 이름을 떨치고 있는 프랑스
보르도지방에 살고 있는 65세 이상의 노인 3,500명을 대상으로
3년 동안 치매 발병률과 레드와인 섭취량에 대한 조사가 진행되
었다. 조사결과 레드와인을 매일 200~300㎖를 마신 노인이 그
렇지 않는 노인보다 치매 발병률이 80%나 낮았다고 한다. 하지
만 레드와인은 알코올이기 때문에 과음은 건강에 역효과가 나타
날 수 있기 때문에 하루에 1~2잔 정도가 적당하다.

　레드 와인에 함유된 폴리페놀의 항산화 능력은 비교적 단시간
에 나타나기 때문에 치즈나 육류 같은 동물성 지방과 함께 섭취
하면 활성산소를 억제하는 효과를 볼 수 있다. 지방분이 많은 식
사와 와인을 함께 섭취하면 폴리페놀이 기름기를 감싸서 흡수를
억제하는 작용도 한다.

　알코올에 약한 사람은 레드 와인을 요리에 사용해 폴리페놀을

섭취할 수 있다. 폴리페놀의 효과가 높은 와인을 선택하는 방법
은 맛으로 고른다면 떫은맛이 느껴지면서 산뜻한 것이 좋고, 같
은 품종인 경우는 적당히 오래된 쪽이 활성이 높다.

이렇게 먹는 것이 point
매일 2~3잔씩 식사와 함께 즐기면서 마신다
레드 와인의 적당량은 하루에 100~300ℓ 로 유리잔 1~3잔이
고, 최대 5잔 정도까지는 해가 없다. 그리고 공복에 마시면 알코
올의 혈중 농도가 높아지지만, 식사를 하면서 마시면 위에서의
알코올 흡수가 약 절반으로 억제된다.

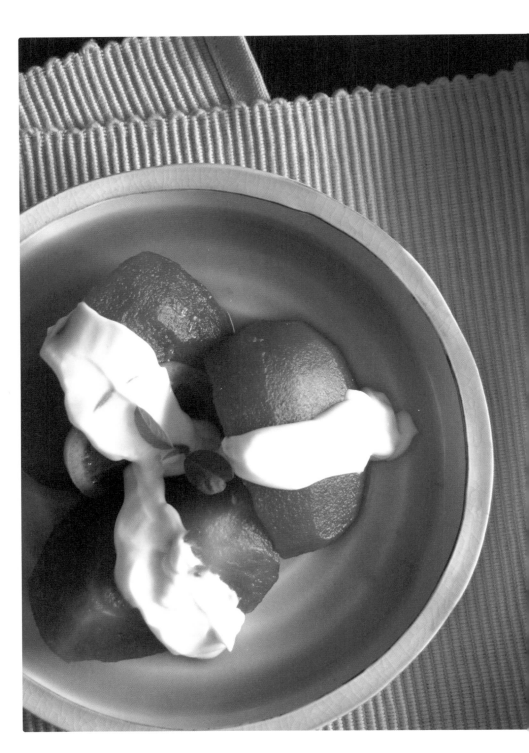

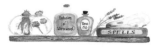

레드 와인 사과찜

●준비할 재료 ●

사과 1개, 물 적당량, 설탕 3큰술, 레몬 슬라이스 2~3조각, 레드 와인 4큰술, 생크림 1+1/3큰술, 설탕 2/3작은술

●조리순서 Steps ●

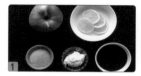

재료를 준비 한다.

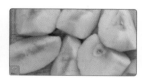

사과는 4등분으로 잘라 껍질을 벗긴다.

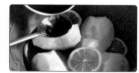

적당량의 물을 넣은 냄비에 자른 사과와 레몬, 설탕을 넣고 끓으면 불을 줄여서 레드 와인을 넣고 10분 정도 더 끓인다.

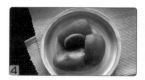

그런 다음 불을 끄고 그대로 식힌 다음 그릇에 옮겨 놓는다.

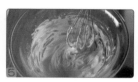

생크림은 설탕을 넣어 가볍게 거품을 낸다.

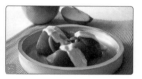

그릇에 생크림 거품낸 것을 위에 올려놓는다.

베타카로틴이 치매 예방에 도움이 되는
비타민A(베타카로틴)

활성산소는 호흡으로 산소를 내뱉고 에너지를 생성할 때 인체 내에서 별도로 만들어지는 산소 화합물인데, 산화력이 강해 생체조직을 공격하면서 세포를 손상시키는 산소이다. 다시 말해 세포가 손상되어 노화가 되는 것이다. 베타카로틴은 레티놀과 함께 체내에서 비타민A로 전환되는 프로비타민A의 일종으로 강한 항산화제로 작용하며 비타민A는 시력과 눈 건강에 필수적이며 황반 변성를 예방해준다.

베타카로틴에는 강력한 항산화제 작용이 있기 때문에 치매 예방에 도움이 된다.

비타민A가 풍부한 식품

비타민A는 대부분 동물성식품에 함유되어 있으며 대상 식품들은 생선간유, 녹황색채소, 토마토, 버터, 당근, 장어, 우유, 단호박, 시금치, 망고, 블루베리, 고구마, 키위, 고추, 바나나 등이다.

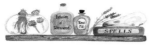

시금치 파스타

●준비할 재료●

스파게티면
100~150그램
마늘 6~7톨
다진마늘 1/2큰술
시금치 4~5뿌리
굴소스 1작은술
올리브오일 2큰술
소금 조금
후추 조금
굵은소금 조금

●조리순서 Steps●

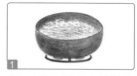

1

끓는 물에 스파게티 면과 굵은소금을 넣고 7~8분 정도 삶는다.

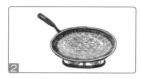

2

스파게티가 거의 삶아질 무렵 팬에 올리브오일을 두르고 편마늘과 다진마늘을 넣어 볶는다.

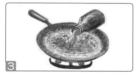

3

마늘이 노릇노릇 익으면 시금치와 굴소스를 넣고 볶는다.
굴소스 대신 맛간장을 넣어주어도 좋고 그냥 소금으로 간을 맞춰도 깔끔하다.

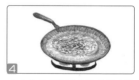

4

스파게티 면을 넣어 함께 볶아준다

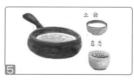

5

필요하면 면수 좀 추가하고 소금과 후추를 넣어 마무리 한다.

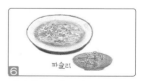

6

접시에 파스타를 담고 올리브오일을 두르고 파슬리가루를 뿌리면 완성된다.

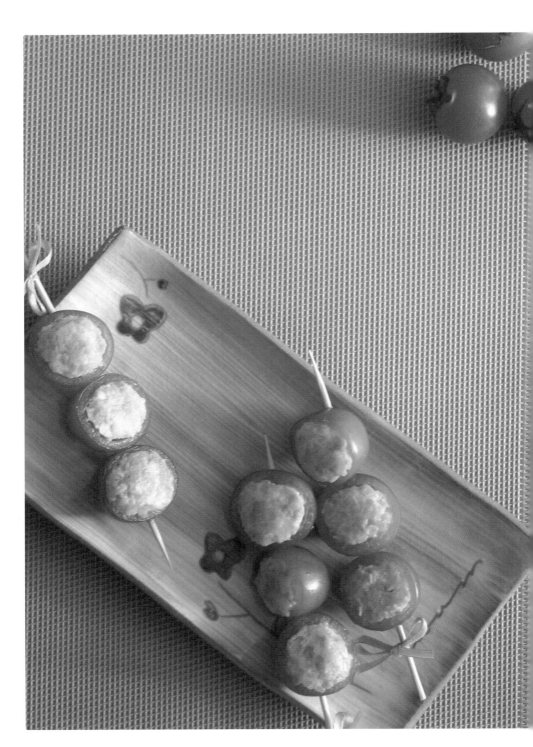

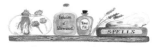

토마토 꼬치

●준비할 재료 ●

방울토마토 8개, 햄 3~4장, 양파, 삶은 계란 노른자, 감자, 마요네즈 3작은술

●조리순서Steps ●

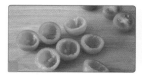

토마토를 반 잘라서 속을 빼어 놓는다.

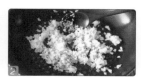

햄, 양파, 감자를 아주 잘게 잘라서 프라이팬에 같이 볶는다 동안 달걀을 삶아서 노른자만 분리해서 으깨어 놓는다.

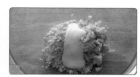

으깨어 놓은 달걀노른자와, 볶은 햄, 양파, 감자를 섞는다.

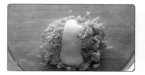

섞은 재료에 마요네즈 3작은술을 넣는다.

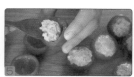

반 잘라 속을 뺀 토마토에 재료를 꾹꾹 눌러 채워 넣는다.

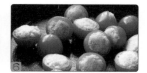

프라이팬에 약간 뜨거워질 정도로 굽는다.

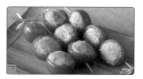

완성된 음식을 꼬지에 끼운다.

항산화비타민 섭취로 노화예방
비타민C

비타민C는 체내에서 콜라겐의 합성을 지원해 피부장벽을 강화하고 적혈구를 생성해 온몸에 산소를 운반해 준다. 스트레스 때 분비되는 호르몬의 생성에 필요하기 때문에 항스트레스 비타민으로도 불린다. 비타민C를 꾸준하게 섭취하면 기억력, 사고력 등의 인지능력을 보호해주는데 도움이 된다.

항산화비타민은 다른 비타민과 함께 복용하면 효과가 향상되기 때문에 비타민A, C, E를 한꺼번에 복용하면 더 큰 효과를 볼 수가 있다.

비타민C가 풍부한 식품

비타민C가 풍부한 식품들은 녹황색야채, 파슬리, 구아바, 피망, 키위, 딸기, 오렌지, 브로콜리, 토마토, 케일, 완두콩, 자몽, 망고, 멜론, 파인애플, 바나나, 고추, 노란고추, 레몬, 파파야, 블루베리, 방울양배추, 콜리플라워, 시금치, 고구마, 감자, 겨울호박 등이다.

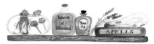

참깨브로콜리 무침 샐러드

●준비할 재료 ●

브로콜리 2줌(150g)

[양념재료]
갈은참깨 2큰술
참기름 1작은술
간장 1큰술
설탕 1/2큰술
맛술 1큰술

●조리순서|Steps ●

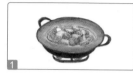

1

브로콜리는 먹기좋게 잘라, 소금물에 살짝 데친다.

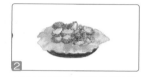

2

데친 브로콜리는 찬물에 식혀 물기를 빼준다.

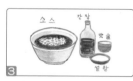

3

물기를 빼는 동안 참깨소스를 만들어 준다.

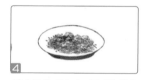

4

먹기 좋게 자른 브로콜리를 살짝 버무려 5분정도 방치해 준다.

Tips

참깨에 포함된 단백질 중 메티오닌 성분은 간장과 신장 기능을 강화시켜 준다. 특히 검은 깨는 몸에 열이 있고 변비, 가래가 심하게 끓는 이들에게 특효약이다.

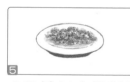

5

브로콜리와 소스의 삼투압작용으로 브로콜리에는 간이 적당히 배이고, 소스는 적당히 묽어진다.

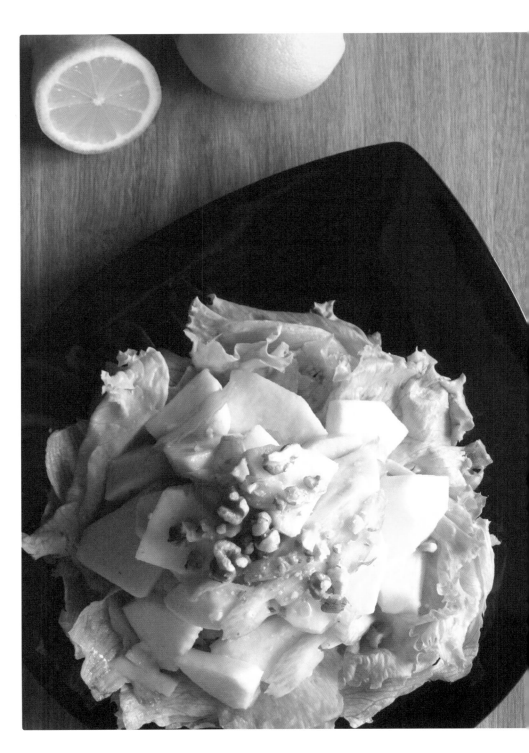

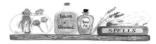

사과 양상추 호두 샐러드

●준비할 재료 ●

사과 2개, 샐러리 50g, 양상추100g, 호두 적당량
[소스재료] 요구르트 적당량, 레몬1/3개, 케첩 적당량, 마요네즈 적당량, 소금약간

●조리순서Steps ●

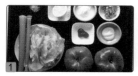

재료를 준비 한다.

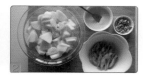

사과는 껍질째 깨끗하게 씻어
서 1cm주사위 모양으로 썰어
준다.

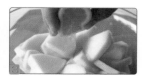

썬 사과에 레몬을 즙내서 뿌
려준다.

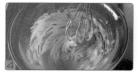

샐러리는 적당한 크기로 자르
고 소스를 만들어 준비 한
다.(취향에 따라 시판용 드레
싱을 구입하여 사용하면 좋
다)

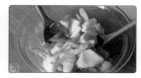

볼에 준비한 재료를 다 넣고
버무린다.

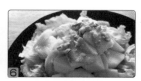

접시에 양상추를 밑에 깔고
버무린 사과샐러리를 얹고 호
두를 위에 놓는다.

항산화비타민 섭취로 치매 예방에 도움이 되는
비타민E

비타민E는 강력한 항산화제로 활성산소를 억제하고 염증을 완화시키며 노화나 다양한 생활습관병 예방에 도움이 된다. 이에 따라 비타민E를 회춘 비타민으로도 불리고 있다. 알츠하이머병 환자는 기억상실과 기능적 감퇴가 있어 비타민E는 이런 증상을 개선해주는데 효능이 있다. 이와 함께 치매 발병률을 낮춰주는데 도움이 된다.

우리 인체는 기본적으로 활성산소를 억제시키는 효소가 존재하지만, 나이가 들어감에 따라 그 양까지 감소된다. 항산화비타민으로 알려진 비타민A, C, E 등은 나이가 들면서 점점 감소되는 효소를 활성화시켜주는 역할을 한다.따라서 치매 원인이 노화라고 판단되면 항산화비타민을 적극적으로 섭취하여 노화를 방지해준다면 자연적으로 치매 예방에 도움이 될 것이다.

비타민E가 풍부한 식품

비타민E가 풍부한 식품들은 해바라기씨, 아몬드, 땅콩, 아보카도, 시금치, 스위스 차드, 땅콩단호박, 비트, 송어 등이다. 식물유, 어패류, 녹황색야채 등이다.

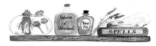

호두멸치볶음

잔멸치 150g
호두 적당량
통깨 조금

[양념재료]
참기름 1스푼
다진마늘 1스푼
간장 2스푼
물 100㎖
맛술 2스푼
청주 2스푼
올리고당 2스푼
물엿

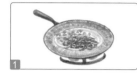

1

다진마늘 1스푼정도를 달군팬에 기름을 두른 후에 넣고 볶은 후에 마늘향이 올라오면 잔멸치를 넣고 볶아준다.

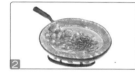

2

색이 노르스름하게 변하면 호두를 넣고 고소한 향이 올라올 때까지 잘 볶아줘야 한다. 약 5분정도 중불에서 볶아주다가 양념을 넣고 다시 볶아준다.

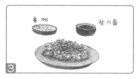

3

양념은 간장 2스푼, 물 100㎖, 맛술 2스푼, 청주 2스푼, 올리고당 2스푼, 물엿 1스푼

4 양념을 넣고 볶아준 후에 마지막엔 참기름 1스푼과 통깨 조금 뿌려주고 버무려주면 완성이다.

이소티오시아네이트가 살균작용을 하는

무

무에는 비타민과 미네랄을 비롯해 소화효소가 풍부하게 들어있기 때문에 정장작용을 한다. 무를 갈 때 세포가 붕괴되는데, 이때 이소티오시아네이트가 나타난다. 갈은 무에 매운 맛이 있는 것은 이소티오시아네이트 때문이다.

이소티오시아네이트는 살균작용을 하는데, 위장 내에서 대장균과 곰팡이가 자라는 것을 방해하는 작용이 있다.

이밖에 아밀라아제와 옥시다아제 등의 소화효소도 함유되어 있기 때문에 위장의 더부룩함과 소화불량 예방과 개선에 효과가 있다.

이소티오시아네이트가 만들어질 때 필요한 효소, 소화효소 등이 있는데, 이것들은 열에 매우 약하기 때문에 가열 요리보다 생으로 먹는 것이 훨씬 좋다. 하지만 이소티오시아네이트는 장시간 두면 자연적으로 분해되면서 영양소가 감소되기 때문에 무를 갈고 나서 15분 이내에 먹어야 한다.

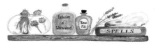

무로 만드는 해독주스

●준비할 재료 ●

무 100g, 당근 50g, 브로콜린 50g, 양배추 50g, 토마토 50g, 꿀 1작은술, 물 300cc

●조리순서 Steps ●

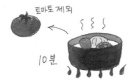

토마토 제외

10분

1 토마토를 제외한 재료를 냄비에 넣고 10분을 삶는다.

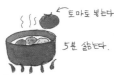

토마토 넣는다

5분 삶는다.

2 끓으면 토마토를 넣고 5분 더 삶는다.
3 완전히 식힌다.

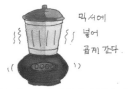

믹서에 넣어 곱게 간다.

4 삶은 재료를 믹서에 넣어 곱게 간다.

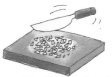

5 껍질을 얇게 벗긴 무를 잘게 자른다.

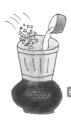

6 모두 믹서에 넣고 다시 곱게 갈아 마시면 된다.

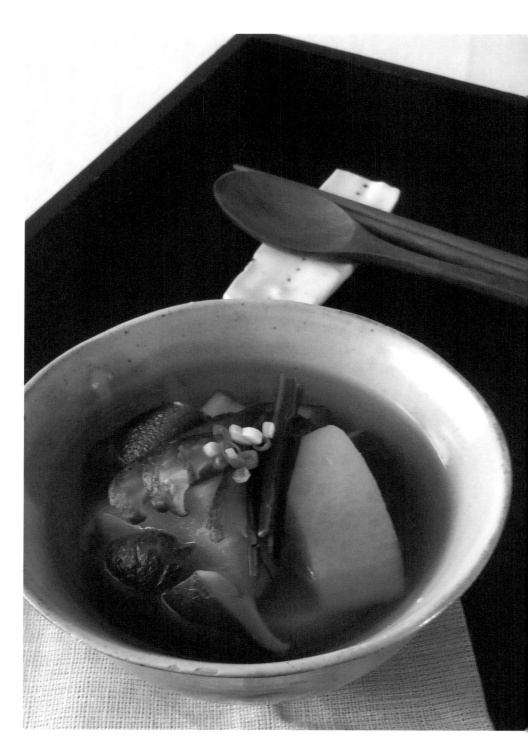

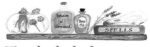

무 다시마탕

● 준비할 재료 ●

무 1개, 다시마 10cm, 표고버섯 5개, 소금 약간, 후추 약간

● 조리순서Steps ●

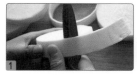

무 2cm 두께로 반달씩 썰어 껍질을 벗긴다.

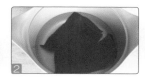

다시마두툼한 냄비에 물 5컵을 붓고 깨끗한 행주로 잘 닦아 물속에 20분간 담가 둔다.

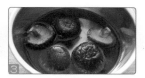

표고버섯-미지근한 물에 불리는데 그 불린 물은 버리지 말고 다시마를 담은 냄비에 넣는다.

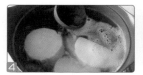

무를 다시마 속에 넣고 끓이며, 거품은 걷어낸다.

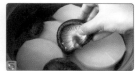

1시간쯤 뒤에 표고버섯을 넣은 후 물이 전부 줄어들지 않게 조심해서 약한 불로 끓인다.

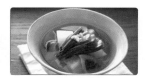

약 2시간쯤 끓이다가 소금과 후추를 넣고 간을 해서 머으면 된다.

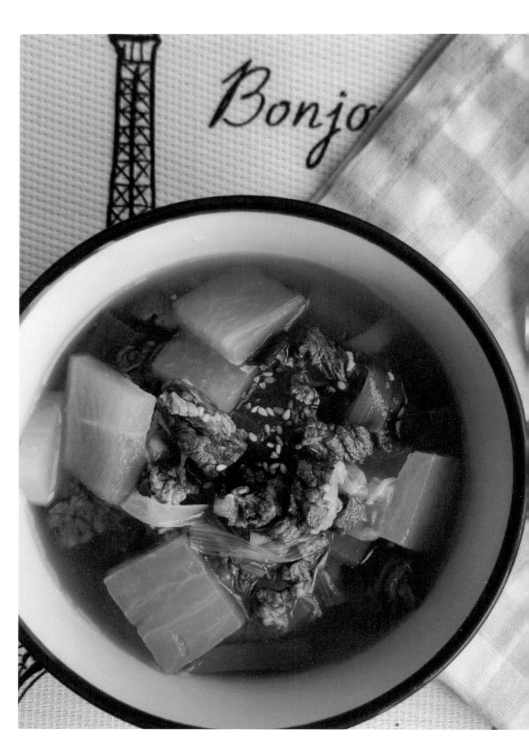

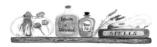

소고기무국

쇠고기 국거리 절단
용 120g
무 100g
물 750mL
간 마늘 0.5스푼
소금 0.5스푼
참기름 2스푼

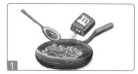

1

자른 쇠고기 120g은 참기름 1스푼에 넣고 약불에서 살살 볶아주고 후추를 약간 뿌려준다.

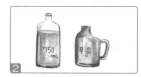

2

물 750mL(생수병 1병+우유병 1병) 넣고 끓인다. 끓을 때 생기는 거품 및 불순물을 꼭 제거하여준다.

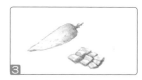

3

국물이 맑게 끓으면, 무를 손가락 두 마디 크기로 잘라준다.

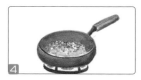

4

무가 투명해질 정도로 끓여준다. 다진 마늘 0.5스푼도 함께 넣어준다.

Tips

소고기가 끓으면 불순물을 꼭 제거해야 한다. 그래야 피비린 맛이 나지 않는다.

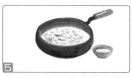

5

맑은 색감을 위해서 소금으로만 간을 한다.

항산화작용이 강력한 글루타티온이 풍부한

아보카도

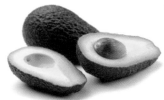

아보카도의 최고 매력은 글루타티온이라는 영양소가 풍부하게 함유되어 있다는 것이다. 글루타티온은 3개의 아미노산이 결합되면서 만들어진 물질로 강력한 항산화작용을 한다.

글루타티온은 체내에서도 합성되기 때문에 세포를 활성산소로부터 지켜준다. 안티에이징과 치매증상을 치료하는 주사제로 사용되고 있을 정도로 알려져 있다.

아보카도를 섭취하면 자연적으로 이 글루타티온이 섭취된다.

아보카도는 식이섬유와 지방이 풍부하기 때문에 변비개선에 효과가 좋다. 변비개선은 그만큼 해독효과가 높다는 증거이다. 체내의 유해물질은 변을 통해 체외로 배출되기 때문에 디톡스가 되는 것이다.

이밖에 노화방지와 회춘에 효과적인 비타민E, 동맥경화예방에 도움을 주는 올레인산, 세포의 원료인 단백질까지 풍부하게 함유하고 있다.

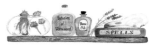

아보카도 브로콜리 샐러드

브로콜리 5컵 (500g)
잘 익은 아보카도 1개
디종 머스터드 2숟갈
(40g)
육두구 3숟갈 (30g)
소금 1숟갈 (15g)
잘게 다진 파슬리 2줄
올리브 오일 2숟갈
(30ml)
레몬즙 3숟갈 (45ml)

●조리순서 Steps ●

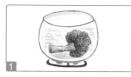

1 줄기를 포함한 브로콜리를 씻은 뒤 5분간 찐다. 본연의 녹색이 사라지지 않도록 주의해야 한다. 이 과정이 이번 레시피의 중요한 부분이다.

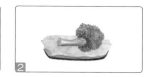

2 브로콜리를 찐 다음 따로 보관해 두면서 식힌다.

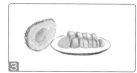

3 브로콜리를 식히는 동안 아보카도의 껍질을 벗기고 깍둑썰기를 한다. 얕은 접시나 샐러드 그릇에 담아 준다.

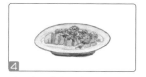

4 아보카도에 간을 하기 위해 파슬리, 소금, 흑후추를 넣고 약간의 올리브 오일을 뿌린다. 그릇에 따뜻한 브로콜리를 넣고 잘 섞어 준다.

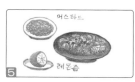

5 드레싱으로 머스터드와 소량의 레몬즙을 뿌리는 것으로 마무리한다.

Tips

아보카도에 함유되어 있는 엽산은 아미노산의 일종인 호모시스테인 수치를 낮춰 뇌신경 손상 위험과 우울증 위험을 억제해주고 치매도 예방해준다.

치매환자들에게 부족한 비타민B1을 채워주는
마늘

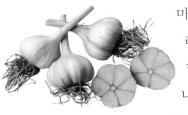

마늘의 독특한 냄새는 유황화합물인 알리신이
라는 물질이다. 알리신은 강력한 살균작용과
항균작용이 있기 때문에 체외에서의 곰팡이
나 병원균 증식을 예방해준다. 또 콜레스테롤
수치 상승을 억제해주기도 한다.

다시 말해 곰팡이가 체내에 증식하면 이것들로부터 배출
되는 독소나 만성염증으로 뇌에 손상을 미칠 수가 있다. 이런 위
험에서 마늘의 역할이 크다고 할 수 있다. 특히 일리신은 체내에
서 비타민B1과 결합하면 알라티아민이란 물질로 변화되는데, 이
것은 비타민B1의 흡수율을 높여주기 때문에 피로회복에 효과적
이다. 그리고 비타민B1은 당대사에서 빠질 수 없는 중요한 요소
중의 하나이다. 하지만 체내의 흡수율이 낮기 때문에 아무리 많
은 양을 섭취해도 흡수가 미미하고 나머지는 체외로 배출되는
단점을 가지고 있다. 이런 흡수에 필요한 것이 바로 마늘에 함유
된 알리신이다.

따라서 알츠하이머병 환자들에게 비타민B1이 부족한 경우가 많
기 때문에 비타민B1을 보충해준다면 증상도 개선될 수가 있다.

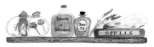

마늘로 만드는 천연발효식초

●준비할 재료●

마늘 효소발효액 1ℓ, 막걸리 1병, 생수 3ℓ, 식초발효 병, 모시 천, 고무줄

●조리순서 Steps●

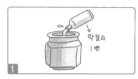

1 소독한 별도의 식초발효 병에 막걸리 1병을 붓는다.

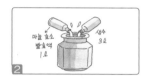

2 소독한 유리병에 마늘 효소발효액 1ℓ 와 생수 3ℓ 를 붓고 골고루 섞는다.

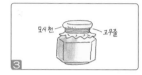

3 유리병의 주둥이를 모시 천으로 덮고 고무줄로 묶는다.

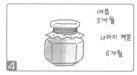

4 밀봉한 유리병을 여름에는 3개월, 나머지 계절은 6개월 이상 발효 시키면 식초가 된다.

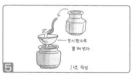

5 ❹를 모시 천으로 걸러낸 다음 1년 이상 숙성시키면 천연식초가 된다.

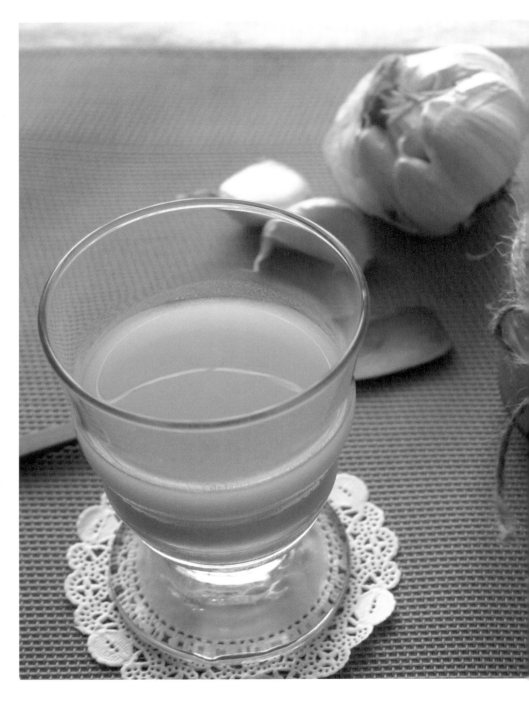

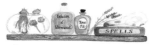

마늘꿀탕

마늘20쪽, 꿀8큰술

●조리순서Steps●

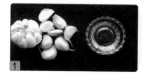

마늘은 껍질을 벗기고 씻어
물기를 뺀다.

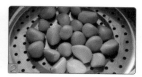

물기를 뺀 마늘을 찜통에 넣
고 찐다.

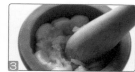

찜통에 마늘을 30분 찐 후 방
망이로 곱게 으깬다.

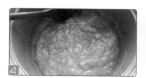

으깬 마늘에 꿀을 넣고 약불
에서 10분 동안 끓인다.

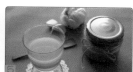

병에 담아 놓고 숟가락으로
떠먹거나, 뜨거운 물에 타서
마신다.

혈류 개선으로 해독을 촉진하는

생강

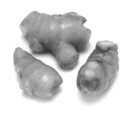

알츠하이머병의 원인에 뇌의 혈류가 좋지 않다는 것과 깊은 관계가 있다. 기본적으로 유해물질이나 대사로 인해 발생된 노폐물은 혈액을 통해 간장을 보내져도 무해하지만 이곳에서 분해되거나 체외로 배출이 된다.

그렇지만 뇌의 혈류가 좋지 않으면 유해물질의 배출이 원활하게 이뤄지지 않게 되기 때문에 알츠하이머병의 원인이 될 가능성이 높아진다.

생강 성분은 우리 몸의 모든 혈관을 확장시켜서 혈류의 흐름을 원활하게 조절해주는 식품으로 잘 알려져 있다. 대체적으로 생강은 우리 몸을 따뜻하게 데워주는 역할을 해줄 뿐만 아니라 이와 함께 디톡스에도 좋은 효능이 있다.

또한 생강에 함유된 매운 성분인 쇼가올과 진게올 등은 강한 항염증작용이 있기 때문에 만성염증 예방이나 개선에 많은 효과를 볼 수가 있다.

이와 함께 생선의 세균증식을 억제할 정도의 강한 살균작용력도 있기 때문에 체내에서 발생되는 곰팡이 종류까지 퇴치할 수가 있다.

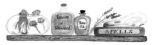

생강으로 만드는 해독주스

●준비할 재료●

생강 50g, 당근 50g, 브로콜린 150g, 양배추 50g, 토마토 50g, 꿀 1작은술, 물 300cc

●조리순서Steps●

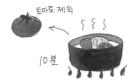

1 토마토를 제외한 재료를 냄비에 넣고
   10분을 삶는다.

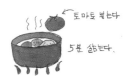

2 끓으면 토마토를 넣고 5분 더 삶는다.
3 완전히 식힌다.

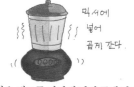

4 삶은 재료를 믹서에 넣어 곱게 간다.

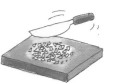

5 깨끗이 씻은 생강을 아주 잘게 썬다.

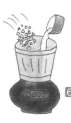

6 모두 믹서에 넣고 다시 곱게 갈아 마시면 된다.

165

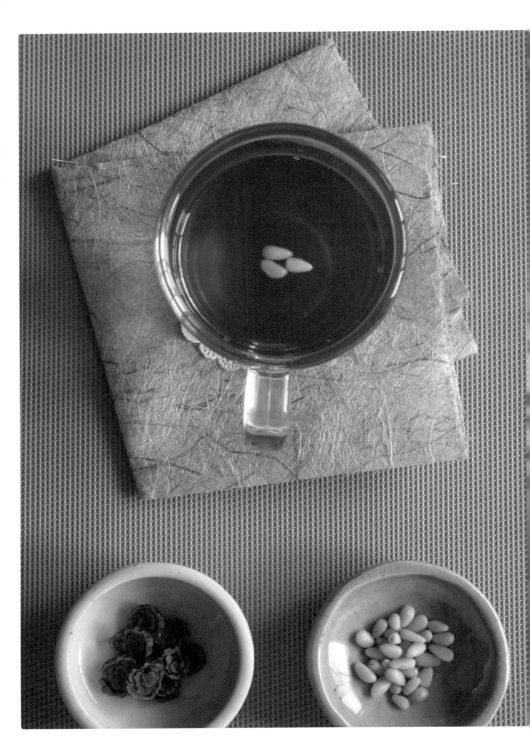

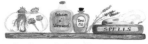

생강 대추차

생강 20g,대추 16개.

●조리순서Steps ●

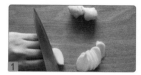

생강을 깨끗이 씻어 물기를 제거하고 껍질을 벗긴 다음 저민다.

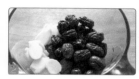

대추를 깨끗이 씻어 물기를 제거한다.

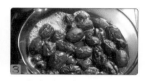

용기에 생강과 대추를 넣고 물 800㎖를 넣고 끓인다.

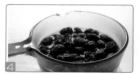

끓인 후에 약간의 꿀을 넣는 다.

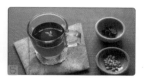

마시는 것은 계절에 따라 뜨 겁게 또는 차게 마시며 잣을 3~4개 띄우면 운치가 있어 좋 다.

Tips 생강 100g에 감초10개를 넣어 다린 후 아침 저녁으로 차 마시듯 먹으면 된다. 설탕이나 꿀을 넣는 것 보다 자연적인 맛이 좋다.

염증성 질환에 효능이 있는
와사비와 고추냉이

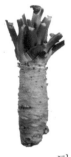

와사비는 뿌리를 갈아 음식양념으로 많이 사용하고 있는데, 한방에서는 뿌리를 건조시켜 류머티즘 신경통 약재로 많이 사용되고 있다.

코를 톡 쏘는 매운맛이 특징인데, 이것은 이소티오시안산염 때문이다. 이 성분은 와사비에 함유된 시니그린이 산소와 만나면서 생성된 것이다. 그리고 강한 항균작용이 있어 식중독까지 예방하기도 하며 이와 함께 훌륭한 해독력을 지닌 디톡스 야채이기도 하다.

특히 와사비의 매운 성분인 이소티오시안산염에는 간장의 해독대사와 연관된 효소를 활성화시켜주는 작용이 있기 때문에 우리 몸에 쌓여있는 발암물질, 화학물질, 중금속 등을 체외로 배출시켜주는 역할도 한다.

이밖에 나고야시립대학 대학원 의학연구과 연구보고에 따르면, 쥐 실험을 통해 와사비의 매운 성분이 해마의 신경세포 재생을 촉진시켜 기억력과 학습능력 개선에 도움이 된다고 발표하기도 했다.

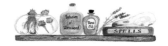

매콤 알싸한 맛으로 생선요리에 많이 쓰이는 고추냉이는 와사비와 같은 것으로 알려져 있지만 사실은 다른 재료이다. 우리나라가 원산지이며 일본에서도 생산되고 있다. 저온성 식물로 기온이 낮은 곳에서 잘 자란다.

매운맛과 풍미가 휘발성이 강하기에 주로 즉석에서 강판에 갈아먹는다. 뿌리를 갈아내면 주로 고급 식당에서 나오는 진짜 와사비가 된다. 줄기와 잎을 절여서 먹기도 한다. 잎은 쌈채소로도 사용할 수 있는데 깨끗하게 씻으면 날것도 향과 맛이 있으며 특히 생선회나 돼지고기의 비린내를 덜어주어 궁합이 맞다.

특유의 향이 레몬처럼 생선의 비린 맛을 없애고 감칠맛을 더해주기 때문에 주로 회에 곁들여 먹는다. 보편적으로 간장에 풀어서 섞는 경우가 많다. 그러면 특유의 향과 맛이 많이 약해진다고 싫어하는 사람도 있고, 오히려 생와사비에 약하거나 간장과 섞일 때의 맛이 좋아서 섞는 사람들도 있다.

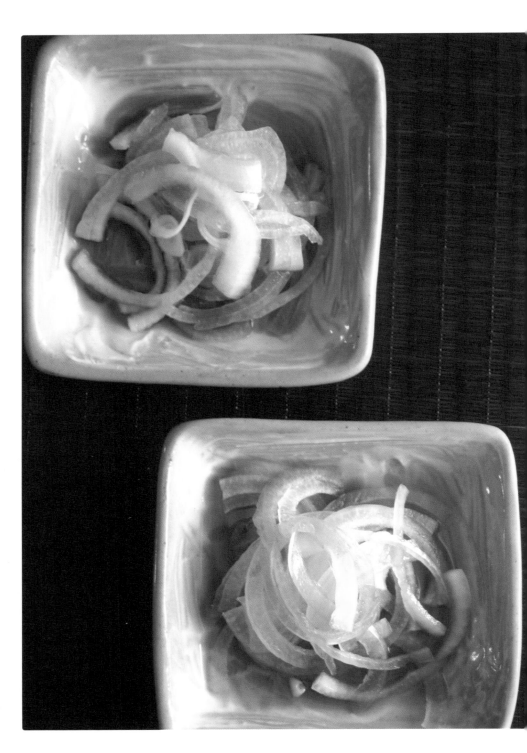

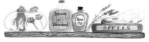

양파 와사비 간장절임

●준비할 재료 ●

양파, 와사비, 진간장, 국간장, 물

●조리순서Steps ●

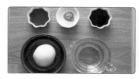

재료를 준비 한다.

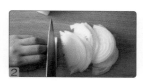

양파는 다듬은 후 1/2로 자른다. 그리고 한쪽 방향으로 길게 썬다. (보통 양파의 경우 1/2 정도로 두 끼에서 세끼정도 먹는다.)

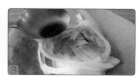

진간장 3 : 국간장 1 : 물 0.5 정도의 비율로 간장그릇에 양파가 살짝 올라올 정도로 맞춘다.

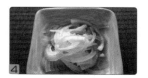

다음엔 와사비를 기호에 맞게 넣고 간장을 섞는다. 그리고 양파를 얹고 간장을 몇 번 끼얹어준 후 먹는다.

풍부한 식이섬유와 엽록소인

해조류

 미역은 해조류 중 갈조류로 속하며 표면에 끈적끈적한 점액질
이 바로 후코이단인데, 수용성 식이섬유가 풍부하게 함유되어
체내의 유해물질을 체외로 배출시켜주는 작용을 한다. 갈조류를
많이 섭취할수록 변비에 걸리지 않는 디톡스 체질로 변화된다.
 또한 갈조류에는 녹색 천연색소인 엽록소 a, c가 풍부한데, 엽
록소인 크로로필은 체내에 들어온 유해물질(다이옥신, 카드뮴,
납 등)이 쌓이는 것을 억제해주고 쌓인 것은 체외로 배출시켜주
는 역할을 한다.
 이밖에 콜레스테롤 수치를 떨어뜨려 혈관을 깨끗하게 만들어
혈관질환을 예방해주고 소화기 계통의 항암치료제로도 활용되
며 비만과 성인병 예방에도 효능이 있다.
 클로로필은 미역과 마시마와 마찬가지로 짙은 녹색채소인 엽채
소 풍부하게 함유되어 있다.

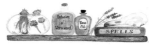

참치 다시마채 볶음

●준비할 재료 ●

다시마채 천원분량
캔 참치(小) 1개
다진 마늘 1큰술
식용유 1~2큰술

[양념재료]
설탕 1큰술
간장 3~4큰술
올리고당 2큰술
참기름 1큰술
깨소금 약간

● 조리순서Steps ●

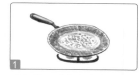

1

기름 두른 팬에 다진 마늘이 노릇해질 때까지 볶다가 약불에서 요리 한다.

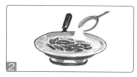

2

마늘 향이 느껴질 때 다시마채와 설탕 1큰술을 넣고 같이 볶는다.

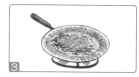

3

설탕이 녹으면 기름을 뺀 캔 참치를 넣고

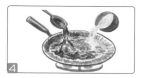

4

간장 3~4큰술, 올리고당 2큰술을 넣고 볶는다.

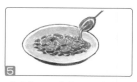

5

마지막으로 참기름 1큰술을 넣고 골고루 섞이도록 볶은 후 깨소금 뿌려 먹으면 된다.

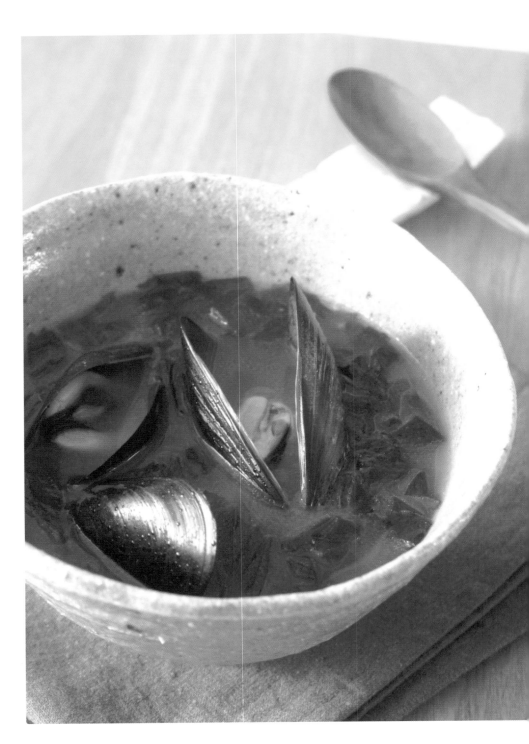

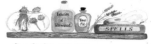

미역홍합국

● 준비할 재료 ●

불린 미역 1컵, 홍합 100g, 마늘 2쪽, 물 4컵, 국시장국 4큰술, 참기름

● 조리순서 Steps ●

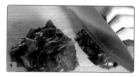

불린 미역은 깨끗이 씻은 후 먹기 좋게 썬다.

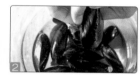

홍합은 지저분한 수염을 떼어 내고 연한 소금물에 씻어 건 진다.

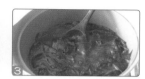

냄비에 참기름을 두르고 ①의 미역을 넣어 한소끔 볶은 후 분량의 물을 넣는다.

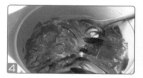

③이 끓으면 홍합을 넣고 거 품을 걷어 낸 후 국시장국 4큰 술을 넣는다.

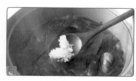

④에 마늘을 다져 넣고 부족 한 간은 소금으로 맞춘다.

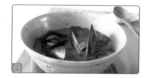

맛있게 먹으면 된다.

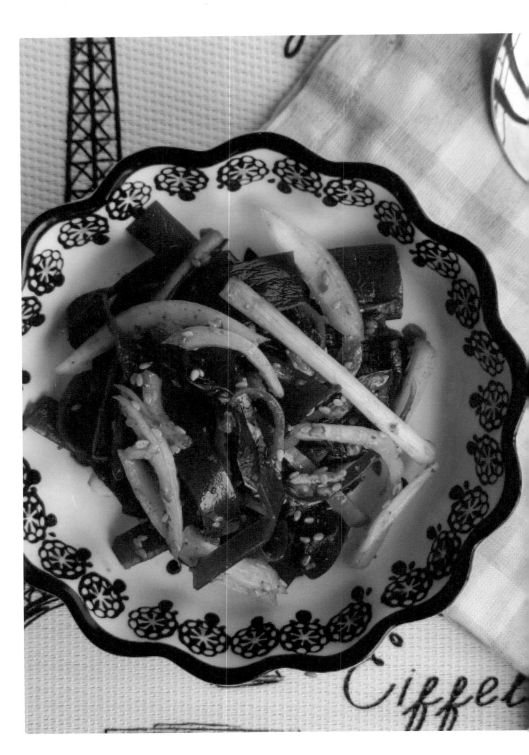

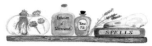

다시마채 무침

● 준비할 재료 ●

다시마 200g, 쪽파 3줄, 홍고추 1개, 양파 1/4개
액젓 2, 매실청 1스푼, 설탕 1/2스푼, 고춧가루 1스푼, 식초 3스푼, 통깨 1스푼, 다진마늘 1/2스푼, 참기름 1스푼

● 조리순서Steps ●

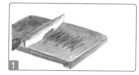

1 다시마를 먹기 좋게 채 썬다.

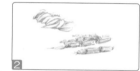

2 양파 1/4개를 얇게 채 썰고 쪽파 3줄을 다시마의 길이와 비슷하게 썰어 준비한다.

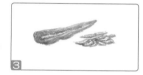

3 홍고추를 옆으로 길게 어슷썰기 한다.

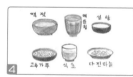

4 썰어놓은 다시마채와 양파, 홍고추, 쪽파위에 액젓 2, 매실청 1스푼, 설탕 1/2스푼, 고춧가루 1스푼, 식초 3스푼, 다진마늘 1/2스푼을 모두 넣는다.

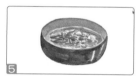

5 모든 재료를 조물조물 잘 버무려준다.

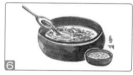

6 맛을 한 번 보고 부족한 간이나 맛을 더 보충해 준다.

7 간이 잘 맞으면 마지막으로 참기름과 통깨를 각 1스푼씩 뿌려서 마무리 해준다.

Tips

굴소스를 좋아하면 간장 1스푼, 굴소스 1스푼를 넣어도 좋다.

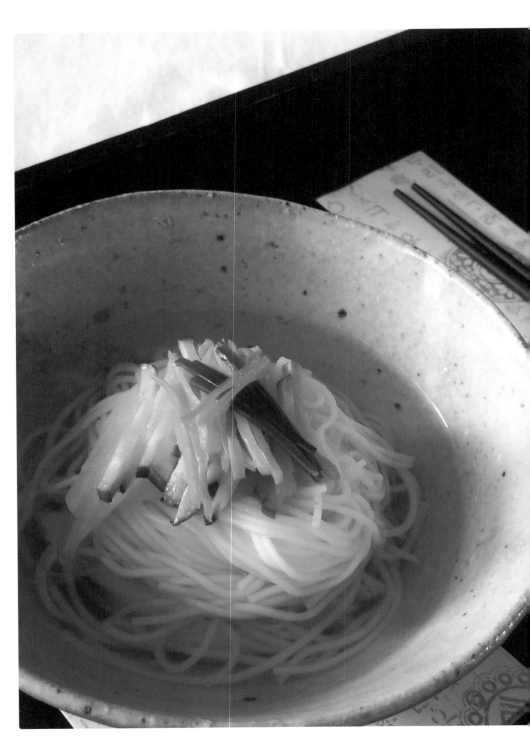

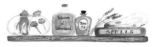

다시마 잔치국수

[필수 재료] 소면 2인분, 애호박 1/2개, 당근 1/2개
[육수 재료] 양파 1/2개, 다시마 1장, 국물용 멸치 10개 정도, 올리브유 약간

●조리순서Steps ●

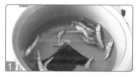

다시마에 멸치 넣고 육수 끓여 소금 간을 한 국물을 만든다.

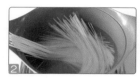

소면을 삶아 찬물에 헹군다.

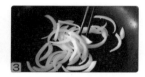

양파를 프라이팬에 볶는다.

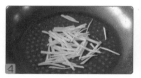

당근을 프라이팬에 볶는다.

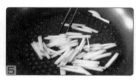

애호박을 볶아 고명 거리를 만든다.

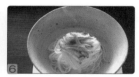

소면에 육수를 붓고 고명을 얹어 먹으면 된다.

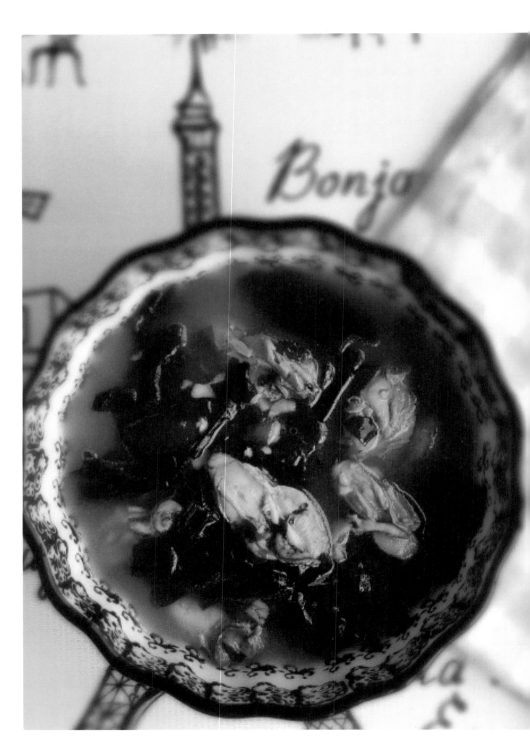

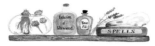

굴 미역국

●준비할 재료 ●

마른 미역 1줌, 물 1500ml, 무즙 500ml, 생굴 반근 (200g), 마늘 3톨
[양념재료] 참기름 2큰술, 국간장 3큰술, 꽃소금 1/2큰술

●조리순서Steps ●

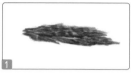

1
마른 미역을 준비한다. 찬물에 미역을 넣고 10~15분 정도 불리고 미역이 불려지면 찬물에 서너 번 씻어서 체에 밭쳐둔다.

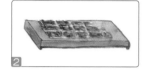

2
도마에 놓고 먹기 좋게 4~5등분 한다.

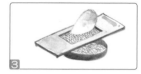

3
무를 도톰하게 한 토막 자른 후에 강판에 갈아서 무즙을 낸 후 물 반 컵을 넣어 섞어준다.

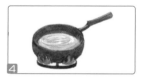

4
냄비를 달구고 참기름을 1~2큰술 정도 넣어준다.

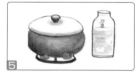

5
물기 뺀 미역을 참기름에 달달 볶다가 국간장 1큰술을 넣고 미역의 물기가 하나도 없어질 때까지 볶아준다. 그리고 나서 찬물 1,500ml 부어 뚜껑을 닫고 20분 정도 끓여준다.

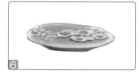

6
마늘과 굴을 넣고 넣어준 후 바로 젓지 마시고 1~2분 있다가 국자로 한번 저어준다.

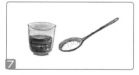

7
국간장 2큰술 추가로 넣고 소금을 반 큰술 정도 넣어 간을 맞춰주면 된다.

클로로겐산이 알츠하이머병을 개선해 주는
커피

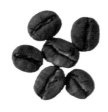

커피에는 탄소화물, 지질, 단백질, 유기산, 클로로겐산, 카페인, 타닌, 등이 다량으로 함유되어 있다. 이 가운데 클로로겐산은 우리 신체 내에서 다양한 항산화작용을 하는 폴리페놀의 일종인데, 카페인산과 퀸산의 화합물이기도 하다.

이 성분의 효능은 혈압낮춤, 혈당조절, 뇌졸중예방, 노화방지 들을 비롯해 알츠하이머병을 개선하고 인지력을 증진시켜준다.

커피는 우린 인체의 신진대사를 촉진시키기 때문에 다이어트에 좋고 암을 억제하고 혈당수치의 상승을 완만하게 해준다.

네덜란드의 환경연구소가 조사한 역학조사에서 커피를 마시는 것이 마시지 않는 것보다 인지기능이 떨어지지 않는다는 것을 알아냈다. 또한 핀란드, 이탈리아, 네덜란드 사람 700명을 대상으로 10년간 추적 조사한 결과, 커피를 1일 3잔 음용한 사람이 인지기능 저하가 적었다는 결론을 얻었다. 하지만 1일 4잔 이상 마시면 효과가 떨어질 수 있다는 보고도 있기 때문에 많이 마시지 말아야 한다.

우리가 즐겨 마시는 커피는 카페인 외에 클로로겐산 등 폴리페

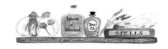

놀, 항산화물질 등이 풍부하게 함유되어 있다. 다시 말해 커피 한 잔에 들어 있는 폴리페놀 양은 레드와인과 맞먹을 정도이기 때문에 당뇨병과 뇌졸중을 비롯해 치매 예방에도 많은 도움이 된다.

어떤 연구에 따르면 중년기부터 커피를 하루에 3~5잔을 마시면 노년기 때 치매에 걸릴 확률이 65%나 떨어진다고 했다. 또 쥐를 대상으로 진행한 실험에서 카페인이 뇌로부터 아미로이드베타를 제거하고 뇌손상을 부분적으로 복원하는 것으로 밝혀졌다.

따라서 커피를 마셔도 별다른 문제가 나타나지 않는다면 하루에 3잔 정도는 괜찮다. 이밖에 카페인 섭취로 잠을 이루지 못할 땐 오전 중에 마시는 것도 좋은 방법이다.

녹차의 호모시스테인이 치매를 억제작용을 하는

녹차

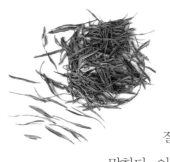

우리주변에서 쉽게 대면할 수 있는 녹차에는 알츠하이머병을 유발시키는 원인 중 한가지로 알려진 호모시스테인을 억제하는 작용을 한다. 호모시스테인은 동식물성에 함유된 단백질이 간장에서 분해되어 생기는 단백질 찌꺼기를 말한다. 이것이 혈관에서 독소로 작용하고 혈관을 막히게 하며 혈관을 수축시켜 혈압을 높이고 세포의 산화스트레스(세포가 산화되면서 받는 스트레스)를 유발시킨다.

이런 호모시스테인 독성을 제거해주는 것이 바로 녹차에 함유되어 있는 카페인, 카테킨, 폴리페놀 등인데, 이 성분들 모두 심혈관질환을 예방해준다. 이밖에 무기질(칼슘, 마그네슘, 철분), 비타민C, 비타민B1, B2, B3, B6, 다양한 아미노산 등도 함유되어 있다.

대학교 연구팀은 70세 이상의 성인을 상대로 녹차를 1일 2잔 이상 섭취한 그룹이 1잔으로 주 3회 이하로 섭취한 그룹보다 뇌기능 저하가 적었다는 연구결과가 있다.

우리가 마시고 있는 녹차에는 신체에 유익한 성분들이 풍하게 함유되어 있다. 이 가운데 강력한 항산화제로 작용하고 있는 카

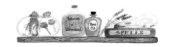

테킨과 폴로보노이드 등의 성분이 함유되어 있다. 이밖에 차의 고유한 맛(아미노산)을 관장하는 테아닌 성분도 많이 함유되어 있다. 테아닌은 카페인으로 인한 흥분작용을 억제해주고 정신을 안정시켜준다. 특히 혈압상승을 억제하고 뇌신경세포를 보호해 주는 기능까지 있기 때문에 인지기능 저하를 억제하는데 많은 도움이 된다.

녹차를 하루에 2잔 이상 마시면 인지장애의 위험요소가 낮아지고 나아가 녹차를 많이 마시면 마실수록 뇌 또는 심장 등 순환기 질환으로 사망하는 위험요소가 떨어진다고 한다.

이밖에 녹차에 함유된 다양한 항산화물질들이 혈액뇌관문을 통과해 뇌 속에 도달한 후 단백질 찌꺼기인 아미로이드베타와 독소인 활성산소로부터 신경세포를 지켜주는 역할을 한다. 따라서 식사를 할 때마다 녹차를 함께 마신다면 건강에 좋은 효과를 볼 수 있을 것이다.

알츠하이머병의 원인이 되는 유해물질을 없애주는

버섯류

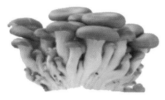 우리의 신체에는 유해물질과 대사로 인해 쌓이는 노폐물들을 체외로 배출시켜주는 시스템이 구성되어 있다. 우리 신체가 유해물질을 체외로 배출시키는 비율은 대변으로 70~80%, 소변으로 20~25%, 땀, 머리카락, 손발톱 등에서 5%라고 한다.

이처럼 대변은 디톡스의 가장 중요한 역할을 맡고 있는 것이다. 변비에 시달리는 사람은 체내에 유해물질이 그만큼 쌓이기 때문에 알츠하이머병의 원인이 될 가능성이 높다.

따라서 변비개선에 많은 효과를 볼 수 있는 식품이 바로 버섯인데, 버섯에는 불용성 식이섬유가 풍부하게 함유되어 있다. 식이섬유는 물에 녹지 않기 때문에 섭취 후에도 장에서 수분이 걸러져 부피가 늘어나면서 연동운동이 원활해져 변비가 해결된다.

특히 불용성 식이섬유가 함유된 버섯은 입안에서 씹을수록 맛이 좋다. 모든 음식이 그렇듯 이빨로 골고루 잘 씹어서 먹으면 치매에 효과를 볼 수 있기 때문에 버섯을 강력 추천해본다.

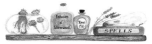

느타리버섯 브로콜리 볶음

●준비할 재료 ●

[버섯 볶음재료] 느타리버섯 200g, 브로콜리 60g, 양파 1/2개, 홍고추 1/2개, 대파 약간
[양념재료] 들기름 1+1/2스푼, 소금 약간, 후춧가루 약간, 검은깨 약간

● 조리순서 Steps ●

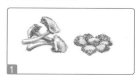

1 느타리버섯은 적당한 크기로 찢고 브로콜리는 먹기 좋은 크기로 자른다.

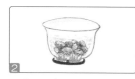

2 물이 끓으면 굵은소금 약간을 넣고 손질된 브로콜리를 넣어 살짝만 데쳐 흐르는 찬물에 헹궈 물기를 제거 해준다.

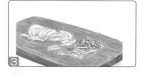

3 양파는 굵게 채 썰고 대파 송송 썰고 홍고추는 씨 빼고 채 썰어 준비한다.

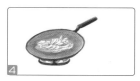

4 달군 팬에 (중불) 들기름 1스푼넣고 양파를 살짝 볶는다.

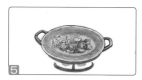

5 느타리버섯 넣고 볶다가 데친 브로콜리를 넣고 약간의 소금을 넣어 간을 맞춘다.

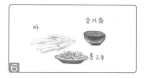

6 파, 홍고추, 들기름1스푼 넣고 한번 볶아주면 완성된다.
검은깨 솔솔 뿌려 먹는다.

Tips

느타리버섯은 콜레스테롤 등 지방의 흡수를 방해하여 비만을 예방해주고 특히 양파와 궁합이 좋다.

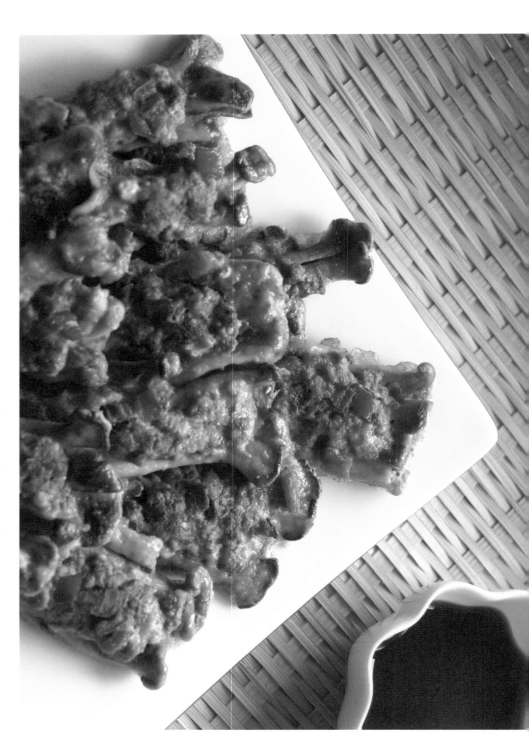

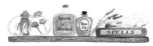

느타리 버섯전

느타리버섯 150g, 쇠고기 50g, 두부 20g, 붉은고추 1개, 풋고추 1개, 달걀 1개, 밀가루 약간, 소금, 후추, 초장(간장 1큰술, 설탕 1큰술, 식초 1큰술)

●조리순서Steps●

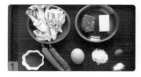

1 재료를 준비한다.

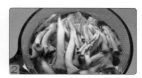

2 느타리버섯은 끓는 물에 소금을 약간 넣고 데쳐서 물기를 짠 후 머리 쪽을 펼친다.

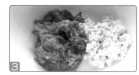

3 쇠고기는 다져서 물기를 꼭 짠 두부를 넣고 소금, 후추를 넣어서 섞는다.

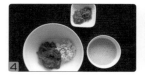

4 고추는 반으로 갈라 씨를 제거하고 다진다.
달걀은 풀어 놓는다.

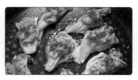

5 버섯에 밀가루를 묻히고 고기를 넓게 펴서 얹은 후 달걀물을 입혀 기름 두른 팬에 놓고 다진 고추를 얹어서 앞, 뒤로 지져준다.

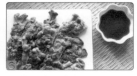

6 초장을 만들어 곁들인다.

Tips 느타리버섯과 쇠고기, 두부가 어우러진 반찬으로 쫄깃하게 씹히는 맛이 정갈하다.

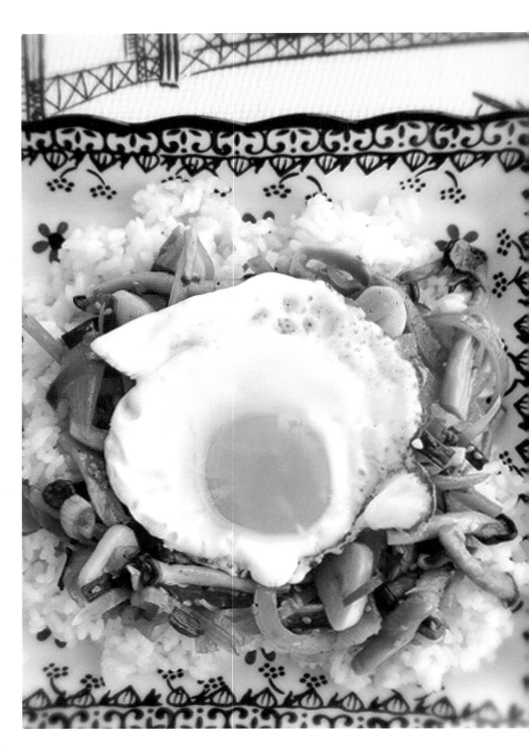

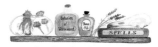

느타리버섯달걀덮밥

밥 1.5공기, 느타리버섯 2줌, 양파 1/2개, 당근 1/4개, 달걀 1개, 청양고추 1개, 마늘 4-5쪽, 파 약간, 식용유 1-2스푼, 굵은 소금 0.5스푼, 물 1/2컵, 간장 2스푼

●조리순서Steps●

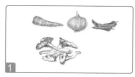

1
당근, 양파, 청양고추는 먹기 좋은 크기로 썰고 마늘은 편 썰어서 준비해준다. 느타리버섯은 먹기 좋게 찢어서 준비해준다.

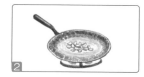

2
팬에 식용유 1~2스푼를 두르고 약불에서 약 1~2분간 마늘을 볶아 마늘 향을 내준다.

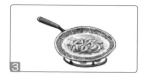

3
당근, 양파를 넣어 약 1~2분간 볶아준다.

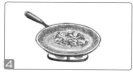

4
느타리버섯과 굵은 소금 0.5스푼를 넣고 센 불로 올려 약 1분간 볶아준다.

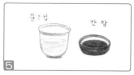

5
그 다음 물 1/2컵, 간장 2스푼를 넣어 센불에서 끓여준다.

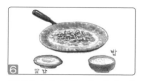

6
끓어오르면 청양고추, 송송 썬 파, 후추 톡톡해서 잘 섞어준다.
간 보고 싱거우면 소금 조금 추가해준다.
달걀을 취향에 맞게 익혀주시면 완성이다.

Tips

굴소스를 좋아하면 간장 1스푼, 굴소스 1스푼를 넣어도 좋다.

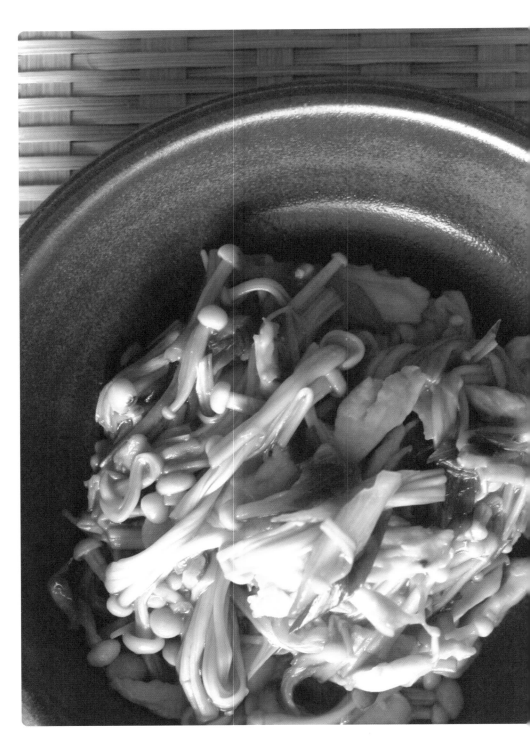

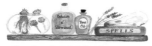

팽이버섯볶음

[재료] 팽이버섯 1봉, 돼지고기 조금, 파 조금, 생강 조금
[양념재료] 참기름 1큰술, 소금 1작은술, 갈은깨 1큰술

●조리순서Steps●

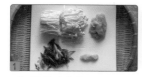

재료를 준비해서

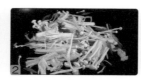

팽이버섯은 먹기 좋게 뜯어주
고 파와 생강은 채썰어준다.

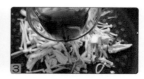

팬에 참기름1,소금1작은술넣
고 잘 섞어 주어주고 팬이 달
궈지면

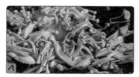

준비한 버섯과 야채를 넣고
볶는다.

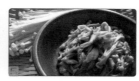

금방 볶아진다.
접시에 올려놓고 먹으면 된
다.

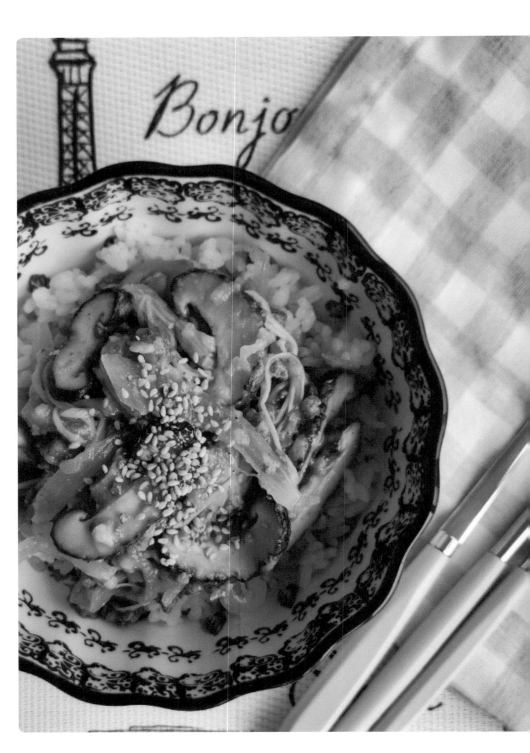

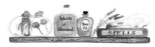

표고버섯덧밥

●준비할 재료 ●

생표고버섯 8개, 팽이버섯 1봉지, 소고기 다짐육 1컵, 양파1/2개, 당근1/4개, 둥근호박1/3개, 대파1대, 멸치육수(물)2컵
[소고기 다짐육 밑간 양념] 진간장1스푼, 청주나 맛술 1스푼, 다진마늘1스푼, 후추가루 1반스푼
굴소스 1스푼, 진간장1스푼, 참기름 1스푼, 소금, 후추 조금씩 물녹말- 물3스푼+녹말가루3스푼(전분가루 가능)

● 조리순서Steps ●

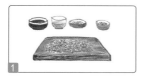

1
쇠고기다짐육 밑간해 주기
진간장 1스푼. 청주나 맛술 1스
푼. 다진마늘 1스푼. 후추가루 1스
푼.

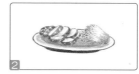

2
표고 꼭지 흙 묻은 부분만 잘라
내고 납작하게 썰고 팽이버섯은
밑둥을 잘라내고 적당한 가닥으
로 떼어 준비한다.

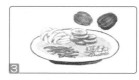

3
양파, 호박, 당근 (피망이나 파프
리카), 대파를 채 썰어 준비한다.

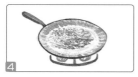

4
달군 넓은 팬에 올리브유를 조금
두르고 센불에서 소고기 다짐육
을 달달 볶아 주다가 준비 한 버
섯과 양파, 호박, 당근 등 야채를
넣고 살짝 숨이 죽을 정도로 볶
아준다.

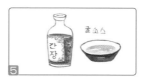

5
숨이 살짝 죽으면 굴소스 1큰술
과 진간장 1큰술을 넣어 간이 배
이게 뒤적여 준다.

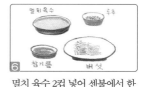

6
멸치 육수 2컵 넣어 센불에서 한
소끔 보글보글 끓여 준다.
한소끔 끓인 후 중불에서 미리
개어 둔 물녹말(전분가루 가능)
을 저어 넣어 농도를 맞추어 준
후 팽이버섯과 썰어둔 대파를
넣어 섞어 주고 마지막에 참기름
과 후추, 간이 싱거우면 소금을
넣어 마무리 하고 불을 끈다.

7 접시에 따끈한 밥을 담고 완성된 표고버섯
덧밥을 올려 통깨를 뿌리면 된다.

암세포성장까지 억제하고 치매에 필수적인
녹황색 채소

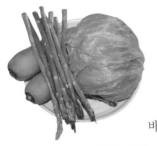

채소나 과일의 색깔을 보면 토마토, 수박, 딸기는 빨간색이고, 당근, 감, 오렌지, 귤, 복숭아는 주황색이고, 오이, 시금치, 근대, 아욱, 깻잎, 브로콜리, 양배추는 초록색이고, 양파, 무, 배, 버섯은 흰색이고, 포도, 가지, 블루베리는 검푸른 색을 띠고 있다. 색깔이 진하면 진할수건강에는 더 좋다.

녹황색 채소에는 비타민 C, E, 엽산, 셀레늄 등의 무기질이 함유되어 있기 때문에 항암효과가 있다. 또 칼슘과 칼륨 등의 무기질도 많아 산성식품을 중화시켜 알칼리성식품 대용으로 쓰인다. 초록색 아채인 깻잎, 케일, 배추, 양배추, 상치, 갓, 브로콜리, 미나리, 부추, 시금치, 당근, 무청 등은 돌연변이유발을 크게 억제하고 인체 내의 암세포성장까지 억제한다는 연구보고서도 있다. 채소에 함유되어 있는 식물화합물은 암을 비롯해 여러 가지 만성질환을 예방해주는 효능이 있는데, 녹색이나 황색이 진한 채소일수록 효과가 좋다고 한다.

녹황색채소 종류는 시금치, 풋고추, 부추, 쑥갓, 상추, 깻잎, 근대, 아욱, 피망, 늙은 호박, 당근 등이 있다.

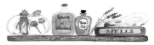

아보카도로 만드는 해독주스

● 준비할 재료 ●

아보카도 100g, 당근 50g, 브로콜린 50g, 양배추 50g, 토마토 50g, 꿀 1작은술, 물 300cc

● 조리순서 Steps ●

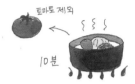

토마토 제외

10분

1 토마토를 제외한 재료를 냄비에 넣고 10분을 삶는다.

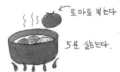

토마토 볶는다

5분 삶는다.

2 끓으면 토마토를 넣고 5분 더 삶는다.
3 완전히 식힌다.

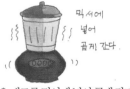

믹서에 넣어 곱게 간다.

4 삶은 재료를 믹서에 넣어 곱게 간다.

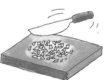

5 아보카도의 껍질을 벗기고 씨를 제거한 후 잘게 썬다.

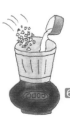

6 모두 믹서에 넣고 다시 곱게 갈아 마시면 된다.

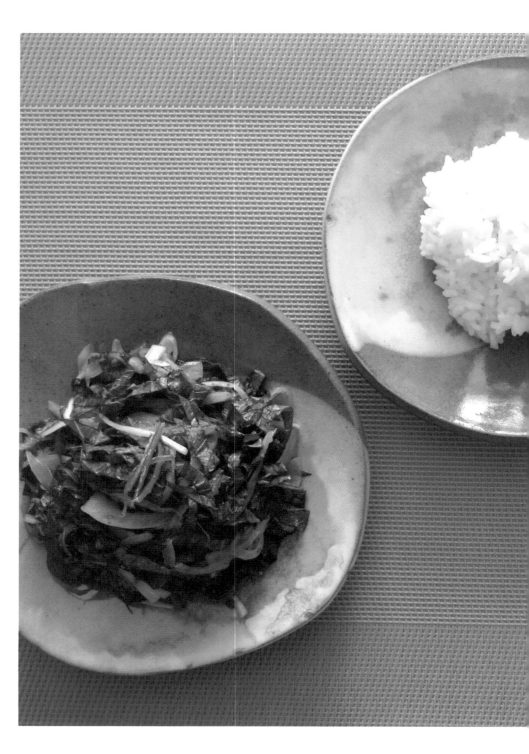

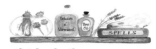

깻잎생채

깻잎 20장, 양파 1/2개, 생채 양념(고춧가루 1/2작은술, 소금 1/2작은술, 설탕 약간, 깨소금 2작은술, 참기름 1작은술)

●조리순서Steps ●

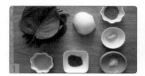

재료를 준비한다.

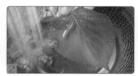

깻잎은 흐르는 물에 깨끗이 씻어 건져 물기를 뺀다.

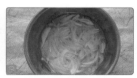

양파는 곱게 채 썬 뒤 헹궈 건져 매운맛을 뺀다.

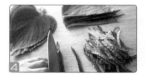

물기 뺀 깻잎을 가지런히 모아 반으로 자른 후 0.5cm 폭으로 썬다.

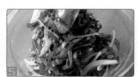

분량의 재료로 양념장을 만들어 양파와 깻잎을 넣고 살살 버무린다.

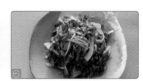

그릇에 담아내면 된다.

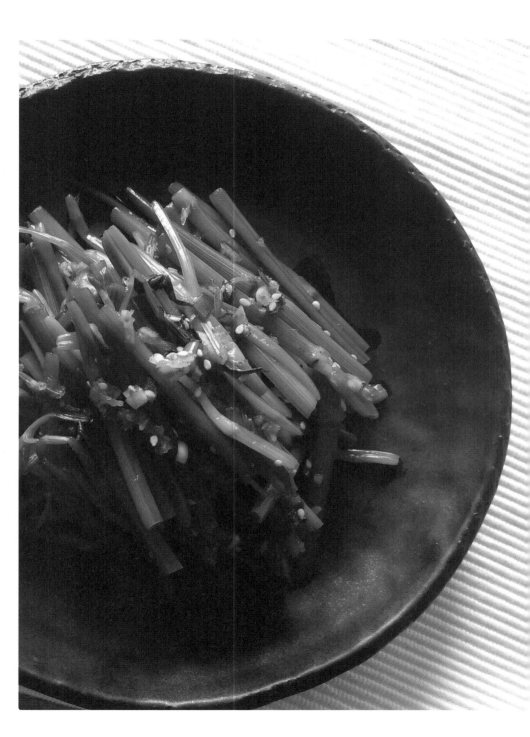

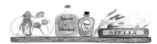

미나리 무침

●준비할 재료●

[주재료] 미나리 300g.
[무침장 재료] 진간장 1큰술, 다진파 1작은술, 다진마늘 1작은술, 설탕 1작은술, 깨소금 1작은술, 참기름 1큰술, 소금 약간

●조리순서Steps●

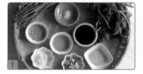

재료를 준비해서

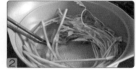

미나리를 끓는 소금물에 넣고 살짝 데쳐 헹군다.

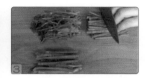

헹군 미나리는 물기를 꼭 짜고 5cm정도의 길이로 썰어준다.

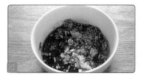

볼에 무침장을 미리 섞어둔다.

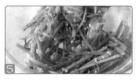

미나리를 넣고 살살 무친다.

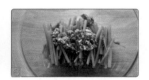

그릇에 담아낸다.

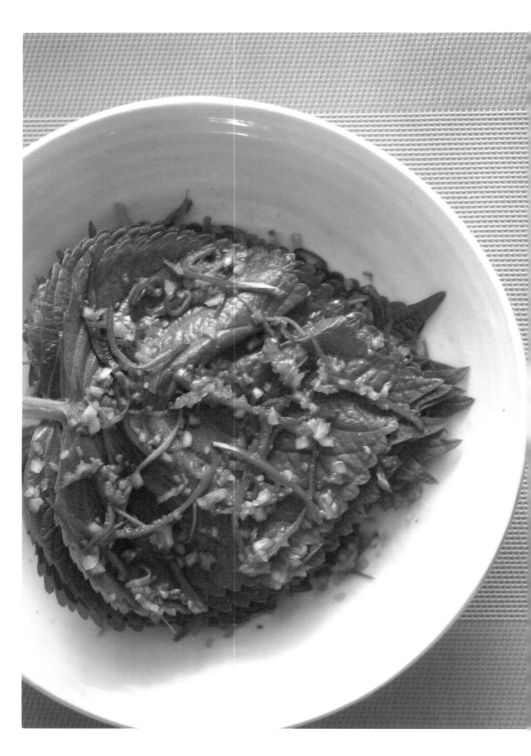

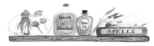

깻잎김치

●준비할 재료 ●

깻잎 50장정도, 당근 약간, 양파 1개, 풋고추 3개, 홍고추 3개
[양념장 재료] 간장 5숟가락, 매실 액 1숟가락, 맑은 젓국 1숟가락, 설탕 1/2숟가락, 다진마늘 1/2숟가락, 들기름 1숟가락,
갈아놓은 깨 1숟가락

●조리순서Steps ●

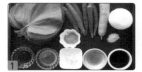

재료를 준비한다. 깻잎은 깨
끗이 씻어 물에 10분정도 담가
놓는다.

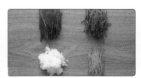

당근은 채 썰고, 양파는 다져
주고, 고추는 반으로 잘라 씨
를 털어내고 채 썰어 준다.

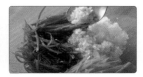

준비된 양념장을 넣는다.

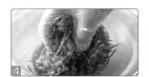

준비된 양념들과 함께 잘 버
무려 준다.

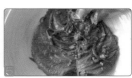

깨끗이 씻은 깻잎을 한 장 한
장 양념을 발라서 재어놓으신
다음 깻잎 숨이 죽으면 드시
면 된다.

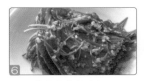

그릇에 담아내면 된다.

알츠하이머병을 예방하는데 많은 도움이 되는
레몬

모든 감귤류에는 효소가 풍부하게 들어 있기 때문에 알츠하이머병을 예방하는데 많은 도움이 된다. 더구나 레몬은 감귤류 가운데서 효소가 가장 풍부하기 때문에 간 기능을 향상시켜 해독작용을 촉진시켜준다.

레몬에는 강한 항산화작용을 하는 성분이 들어 있어 고기 또는 생선의 튀겨진 부분에 생기는 프리라디칼(활성산소)을 제거해주는 역할도 한다.

물론 구운 생선 또는 구운 고기 위에 레몬즙을 뿌려 먹으면 맛이 좋을 뿐만이 아니라 신체 건강에도 많은 도움을 받을 수 있다.

이뿐만 아니라 레몬에서 맡을 수 있는 향기는 뇌를 활성화시켜주는 성분도 함유되어 있다. 레몬 향을 맡으면 후각신경이 자극되면서 해마 또는 주변 신경세포까지 동시에 자극되어 뇌가 활성화된다는 연구결과도 있다. 특히 감귤류의 향기가 뇌를 활성화시킨다고 한다. 따라서 레몬과즙의 산뜻한 맛과 향기는 식사를 맛있게 먹도록 유도해주는 성분까지 함유되어 있기 때문에 알츠하이머병 예방에도 많은 도움이 된다.

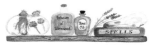

레몬으로 만드는 해독주스

●준비할 재료 ●

레몬100g,당근 50g, 브로콜린 50g, 양배추 50g, 토마토 50g, 꿀 1작은술, 물 300cc

●조리순서Steps ●

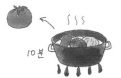

1 토마토를 제외한 재료를 냄비에 넣고
10분을 삶는다.

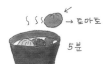

2 끓으면 토마토를 넣고 5분 더 삶는다.
3 완전히 식한다.

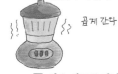

4 삶은 재료를 믹서에 넣어 곱게 간다.

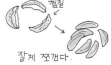

5 레몬의 껍질을 벗긴 다음
잘게 쪼갠다.

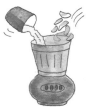

6 모두 믹서에 넣고 다시 곱게 갈아 마시면 된다.

오메가3의 대명사는 작은 생선
고등어

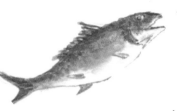

오메가3 계통의 지방산을 가장 효율적으로 섭취하기 위해서는 등 푸른 생선을 많이 먹으면 된다. 왜냐하면 이 생선들에는 EPA, DHA가 풍부하게 함유되어 있기 때문이다.

수은의 함유량이 적으면서 수명이 짧은 등 푸른 생선인 고등어, 삼치 등을 섭취하면 된다. 이 생선의 공통점은 오메가3이 풍부하게 함유되어 있다.

만약 신선하고 싱싱한 생선을 구입하기 어렵다면 통조림으로 대신하여 활용해도 별 문제가 없다. 지방이 풍부할 때 어획하여 통조림이 만들어지기 때문에 오메가3가 풍부하다.

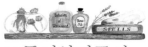

고등어양념구이

●준비할 재료 ●

고등어 1마리, 밀가루 2스푼, 식용유 3스푼, 대파 1/2대, 청양고추 2개
[양념재료] 고추장 1스푼, 고추가루 1스푼, 간장 1.5스푼, 마늘 1스푼, 맛술 1스푼, 설탕 1스푼, 후추 톡톡

● 조리순서 Steps ●

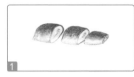

1 고등어를 쌀뜨물에 20분 담구어 두면 고등어의 비린내가 제거된다.

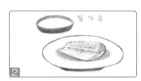

2 쌀뜨물에 담가뒀던 고등어를 건져 물기를 빼고 널찍한 쟁반에 등부분 말고 살 부분에만 뼈가 붙어있는 부분에만 밀가루를 듬뿍 발라준다

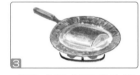

3 기름을 넉넉하게 두른 후 밀가루 바른 부분부터 뒤집어서 구워준다. 푸른등 부분은 마지막에 구워준다.

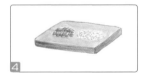

4 청양고추, 대파를 최대한 얇게 썰어준다. 홍고추 있으면 사용하시면 된다.

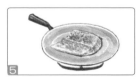

5 살부분이 바싹하게 구워지면 뒤집어 주고 뒤집어진 등부분이 구워질 동안 구워진 살부분에 만들어둔 양념장을 골고루 발라준다.

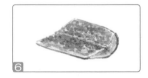

6 양념장을 바른채로 등부분을 익혀주면 매콤매콤한 고갈비가 완성이 된다.
매콤한 양념을 발라 구워낸 고갈비에 썰어둔 파, 청양고추를 뿌려준다.

Tips

푸른 등 부분은 마지막에 구워주며 불은 중간불에서 그리고 바싹 구워질 때까지 뒤집지 않는 것이 포인트이다. 진짜 고기 싸먹는 것 보다 훨씬 맛있다.

오메가3가 알츠하이머병 환자들에게도 도움이 되는

연어

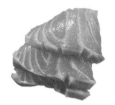 등 푸른 생선만큼은 아니지만 흰 살 생선으로서 EPA, DHA가 풍부한 생선도 있다. EPA · DHA를 효율적으로 섭취할 수 있는 생선은 연어이다. 처음부터 이 생선은 지방이 꽉 차있어 함유량이 많고 회를 쳐서 먹을 수 있기 때문에 가열 조리로 지방이 줄어들 염려도 없다. 또한 연어에는 세포대사와 신경전달에 필요한 비타민B가 풍부하게 함유되어 있어 알츠하이머병 환자들에게도 도움이 된다.

이밖에 연어의 살을 붉게 보이게 하는 아스타크산틴은 매우 강한 항산화작용이 있기 때문에 과산화지질의 생성을 억제해준다. 그리고 동맥경화 또는 암을 예방해주는 효과도 있다.

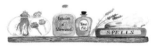

연어회덮밥

●준비할 재료●

연어200g
새싹채소 2줌
밥 2공기

[양념재료]
고추장 1스푼
식초 2스푼
매실액 1스푼
올리고당 1스푼
생강가루 1꼬집
참기름 1스푼
통깨 적당량

●조리순서Steps●

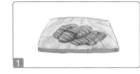

연어는 먹기좋은 크기로 썰어놓는다.

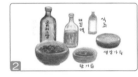

초고추장을 만든다.

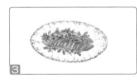

고추장1, 식초2, 매실액1, 올리고당1, 생강가루 한꼬집, 참기름1스푼을 섞어서 준비해둔다.

Tips

연어 대신 참치나 다른 회를 올려도 좋다. 채소는 양상추나 양배추, 깻잎도 넣어주면 더 좋다.

4 밥을 그릇에 담고 새싹채소를 담고, 연어를 올리고, 초고추장을 올린 후 통깨를 뿌려주면 완성이다.

식물성 기름에서도 오메가3가 함유
아마씨유, 들기름

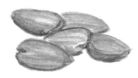

식물성 기름에도 오메가3계통의 지방산이 풍부하게 함유되어 있다. 예를 들면 아마씨유와 들기름인데, 이 기름들에는 주성분 α-리놀레산이 풍부하게 함유되어 있다. α-리놀레산체 일부가 체내에서 EPA로 변화되어 신체의 염증을 억제해준다.

이 지방산은 가열하면 모두 산화되기 때문에 가열 조리를 하지 말아야 한다. 그리고 섭취방법은 그대로 음용해도 좋고 샐러드에 뿌리거나 주스를 만들 때 첨가해주면 깔끔하다. 이 지방산은 산화되기 쉽기 때문에 구매할 때는 반드시 차광 병에 들어 있어야 하고 오래 보관할 수 없기 때문에 가능한 한 작은 사이즈를 구입하여 개봉 후 빠르게 사용해야 한다.

아마씨의 겉모양은 참깨와 비슷하며, 취미에 따라 볶은 아마씨 또는 아마씨 가루를 구입해 섭취하면 된다. 식감 역시 참깨에 비슷하기 때문에 참깨 대용으로 사용하면 많은 오메가3를 섭취할 수가 있다.

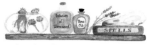

아마씨 강정

● 준비할 재료 ●

볶은 아마씨 375g, 건 크랜베리 90g
[양념재료] 설탕 1/2컵, 조청 2/3컵, 물 3큰술

● 조리순서(Steps) ●

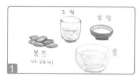

1 아마씨는 반드시 볶은 제품을 사용해야 한다. 조청과 설탕, 물도 준비해 준다.

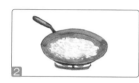

2 팬에 조청, 설탕, 물을 넣고 중불에서 끓여 준다.

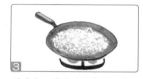

3 설탕과 조청이 바글바글 끓어오를 때까지 젓지 않는다. 저으면 공기층이 생겨 흰 결정이 생길 수 있다.

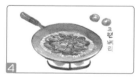

4 아마씨와 건 크랜베리를 넣고 잘 섞어 주고 불은 약불로 줄이고 대략 3~5분 정도 볶아 준다.

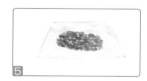

5 넓적한 쟁반에 종이호일이나 비닐을 깔고 아마씨를 올린다.

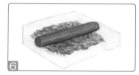

6 다시 종이호일이나 비닐을 깔고 밀대로 아주 꼼꼼하게 무게를 실어 밀어 준다.

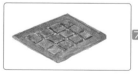

7 냉장고에서 30분 정도 굳힌 후 칼로 자르면 완성된다.

비타민B1의 체내흡수를 도와 치매를 예방하는

양파, 대파

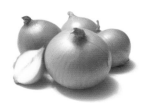

매일 먹어서 매일 건강해지는 건강야채로 양파는 흰 양파, 적 양파, 노란 양파가 있다. 양파는 달콤한 맛을 가진 당질이 풍부하게 함유되어 있어 싫어하는 사람도 간혹 있다. 하지만 양파의 고혈압 예방, 위장기능 활성화, 항산화 작용, 콜레스테롤 수치 감소 등으로 성인병 예방에 좋은 야채이다.

양파의 당질에는 올리고당이 포함되어 있기 때문에 양파를 섭취할 때는 선옥균의 먹이가 풍부해져 장내의 환경이 개선된다.

더구나 전분을 가열했을 때 올리고당이 만들어지기 때문에 양파는 가열 조리로 먹어야 한다. 또 양파나 대파에는 마늘처럼 비타민B1의 체내흡수를 지원해주는 알리인과 알리신이 풍부하게 들어 있다. 만약 알리인과 알리신을 풍부하게 섭취하려고 한다면 양파를 가열하지 말고 잘게 다지거나 갈아서 섭취하면 된다.

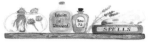

양파로 만드는 해독주스

●준비할 재료●

양파 100g, 당근 50g, 브로콜린 50g, 양배추 50g, 토마토 50g, 꿀 1작은술, 물 300㏄

●조리순서 Steps ●

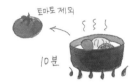

1 토마토를 제외한 재료를 냄비에 넣고 10분을 삶는다.

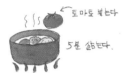

2 끓으면 토마토를 넣고 5분 더 삶는다.
3 완전히 식힌다.

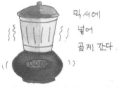

4 삶은 재료를 믹서에 넣어 곱게 간다.

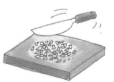

5 껍질을 벗긴 양파를 잘게 썬다.

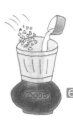

6 모두 믹서에 넣고 다시 곱게 갈아 마시면 된다.

콜레스테롤이나 중성지방을 낮춰주는
고구마

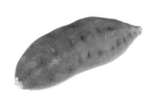

고구마의 성질은 따뜻한 기후를 좋아한다. 고구마는 생으로 먹거나 찌거나 굽거나 삶아서 먹는다. 고구마의 성분은 당질이 27.7%, 단백질이 1.3%, 수분이 69.39% 등이며 주성분은 녹말이다. 성분에서 보듯 당질이 훨씬 많이 함유되어 있지만 섭취해도 혈당치 상승이 완만하며, 감자, 백미, 빵, 면 등에 비해 GI수치가 낮다. 고구마에는 소화되지 않고 대장으로 옮겨져 식이섬유와 비슷한 기능을 하는 난소화성 전분, 즉 레지스턴트(소화되기 어려운) 스타치(전분)가 있다. 다시 말해 레지스턴트 스타치는 장에서 흡수되지 않는 전분이기 때문에 혈당치 상승을 완만하게 하고 혈액 중 콜레스테롤이나 중성지방을 낮춰주는 작용을 한다.

고구마의 흰색 진액은 얄라핀이란 수지배당체 성분이 함유되어 있는데, 이 성분은 식이섬유와 함께 장운동을 도와주는 효능이 있어 변비예방과 배변활동을 개선해준다. 또 베타카로틴과 당질의 강글리오시드가 함유되어 있어 항암효과에도 좋다.

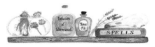

고구마로 만드는 해독주스

●준비할 재료●

고구마 100g, 당근 50g, 브로콜린 50g, 양배추 50g, 토마토 50g, 꿀 1작은술, 물 300cc

●조리순서Steps●

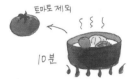

1 토마토를 제외한 재료를 냄비에 넣고 10분을 삶는다.

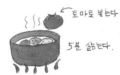

2 끓으면 토마토를 넣고 5분 더 삶는다.
3 완전히 식힌다.

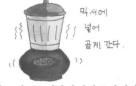

4 삶은 재료를 믹서에 넣어 곱게 간다.

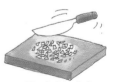

5 껍질을 벗긴 고구마를 잘게 썬다.

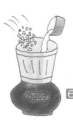

6 모두 믹서에 넣고 다시 곱게 갈아 마시면 된다.

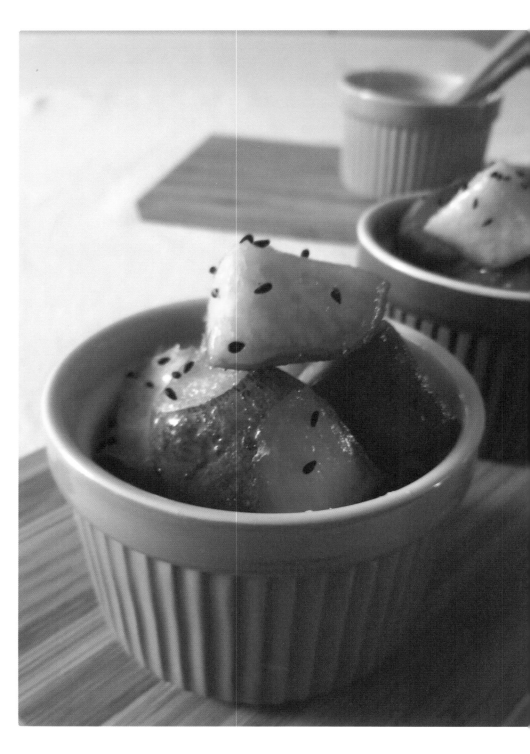

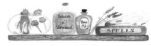

고구마 맛탕

●준비할 재료●

고구마(5개), 물엿(작은 접시 반 정도), 설탕

●조리순서Steps●

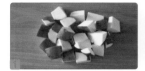

먼저 고구마를 한입크기로 썰어준다.

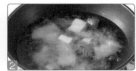

프라이팬에 기름을 두르고 고구마를 튀겨준다.

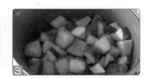

고구마가 살짝 타면 꺼내서 다른 접시에 옮겨둔다.

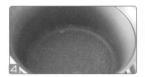

냄비에 물엿을 넣고 물엿보다 조금 더 많이 물을 넣어준다.(달게 먹고 싶을 땐 설탕을 많이 넣는다)

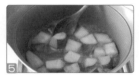

중간 불을 켜시고 소스가 끓으면 튀겨낸 고구마를 넣어준다.

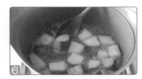

골고루 저어주시고 소스가 졸여지면 접시에 담아준다.

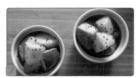

맛탕 위에 검은깨나 참깨를 뿌려준다.

치매와 치매예방에 좋은
토마토

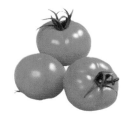

토마토에는 미네랄인 칼륨, 비타민C, 비타민E, 베타카로틴, 루테인, 리코펜 등 다양한 항산화 물질이 풍부하게 함유되어 있기 때문에 자유 라디칼이 산화를 방지하고 세포손상과 동맥경화와 암을 예방해주하는 우리 신체에 매우 유익한 식품이다.

또한 낮은 칼로리와 수분 함량이 높아 다이어트에 효과가 있으며 리코펜이 체내의 지방산화를 촉진시켜 체중을 감량시켜주는 효과가 있다. 이런 효과는 알츠하이머병까지 예방할 수가 있다.

이밖에 비타민C와 베타카로틴은 면역력을 향상시켜주고 식이섬유와 항산화제가 함유되어 있기 때문에 변비예방과 장 건강을 개선해준다.

따라서 건강을 위해 토마토를 매일 섭취하도록 해야 한다. 섭취방법은 주스 또는 수프 등으로 만들어 먹으면 된다. 단 토마토에는 염분이 많기 때문에 고혈압이나 신장질환을 앓고 있는 사람은 섭취 양을 전문의에게 상담해야한다.

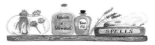

토마토로 만드는 해독주스

토마토 50g, 당근 50g, 브로콜린 50g, 양배추 50g, 꿀 1작은술, 물 300㏄

●조리순서Steps●

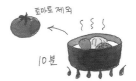

토마토 제외

10분

1 토마토를 제외한 재료를 냄비에 넣고
   10분을 삶는다.

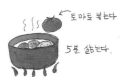

토마토 볶는다

5분 삶는다.

2 끓으면 토마토를 넣고 5분 더 삶는다.
3 완전히 식힌다.

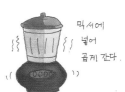

믹서에
넣어
곱게 간다.

4 삶은 재료를 믹서에 넣어 곱게 간다.

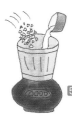

5 모두 믹서에 넣고 다시 곱게 갈아 마시면 된다.

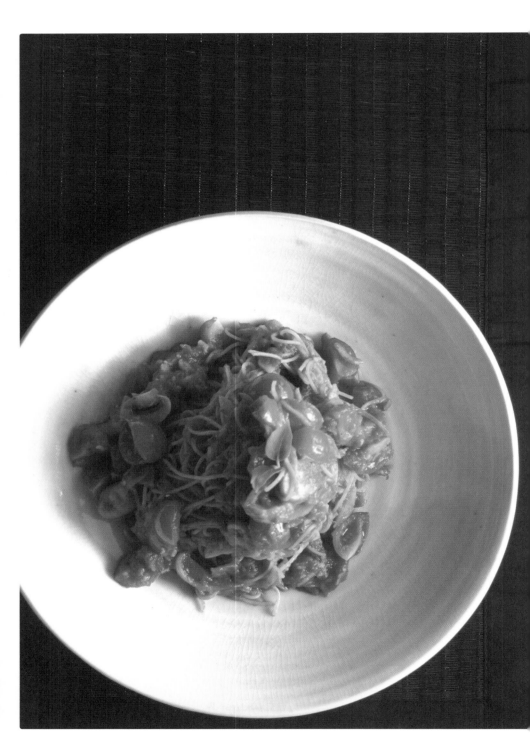

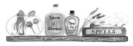

토마토 스파게티

스파게티 2인분, 베이컨 3~4장, 양송이 5개, 고추 1개
소금 적당량, 후추 톡톡, 올리브오일 적당량, 마늘 2쪽, 양파 1/4쪽, 토마토, 케첩(기호에 따라 고추장)

●조리순서Steps ●

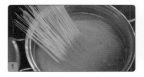

먼저 스파게티 면을 끓는 물에 소금을 넣고 약 8~10분정도 삶는다.

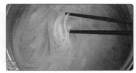

스타게피 1인분은 50원짜리 동전 넓이만큼 잡아주시면 된다.

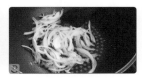

양파가 투명해질 때까지 볶는다.

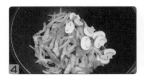

마늘은 적당히 다지고 양파는 길게 썰어서 소금, 후추, 올리브 오일과 프라이팬에 넣고 볶는다.

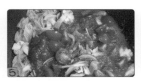

방울토마토를 8등분 정도 해서 케첩이랑 섞어서 넣는다.

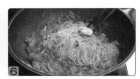

토마토가 익으면 삶아놓은 면을 넣고 2-3분 더 볶는다.

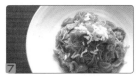

위에 모차렐라 치즈를 뿌려도 맛있다.

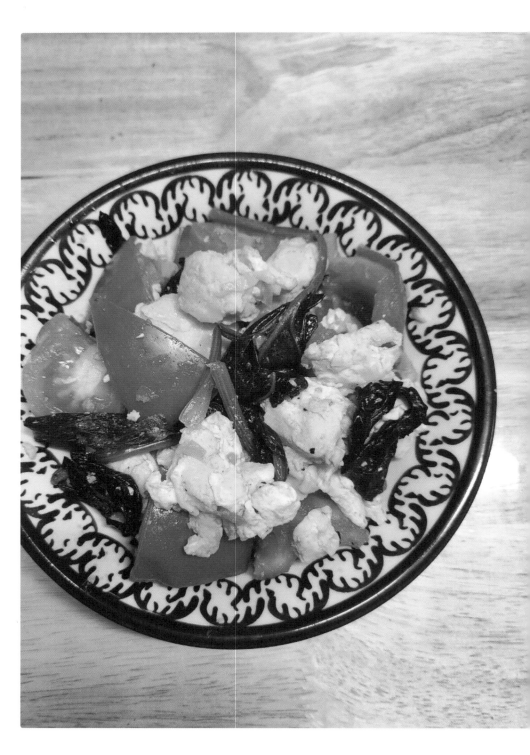

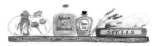

토마토시금치계란볶음

토마토 2개
(방울토마토)
계란 3개
시금치 1/2줌
다진마늘(통마늘)
1.5큰술
소금 1꼬집
후추 약간
설탕 1/4큰술

● 조리순서 Steps ●

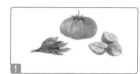

1

시금치는 씻어서 적당히 먹기 좋게 약 2등분으로 썰어주고 토마토는 4등분 하여 준비하고, 방울토마토는 2등분 해서 준비한다.

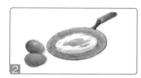

2

계란을 풀어서 달군 팬에 저어가며 달달 볶아서 스크램블을 만든 다음 다른 그릇에 옮겨 놓는다.

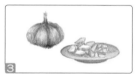

3

팬을 달군 뒤 다진 마늘이나 통마늘을 편으로 썰어서 기름에 볶아 마늘향을 내어 준 후, 토마토와 소금 한꼬집, 후추 약간을 넣어 볶아 준다.

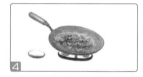

4

토마토를 볶다가 볶은 계란과 시금치를 넣고 준비한 설탕을 넣어 한소끔 더 볶아 준 후 불을 끈다.

Tips

마늘 대신 파를 넣고 파기름을 내주면 파향의 색다른 맛을 느낄 수 있다.

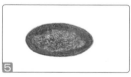

5

설탕과 소금은 기호에 맞게 적절하게 넣으면 완성된다.

안토시아닌으로 노화와 치매를 예방하는
가지

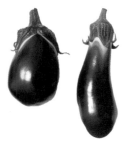

가지의 껍질이 짙은 보라색을 띠게 하는 것은 안토시아닌 성분 때문인데, 이것은 포도와 블루베리 등에도 함유되어 있으며 이 성분은 항산화작용이 강한 파이토케미칼로 알려진 물질이다.

안토시아닌에는 항암작용뿐만이 아니라 노화방지, 시력보호, 당뇨치료, 소염작용, 중금속 배출작용을 비롯해 장 누수증후군 예방과 개선에도 좋다.

이밖에 가지껍질에는 폴리페놀 함유가 풍부해 우리 신체에서 항산화작용을 하면서 활성화산소를 제거해주기 때문에 항암효과에 좋다. 이와 함께 나수닌이란 성분도 있는데, 이 성분은 매우 강한 항산화작용으로 뇌와 뇌신경에 도움이 되는 물질로 치매로 인한 뇌를 활성화 시켜준다.

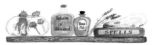

가지로 만드는 천연발효식초

가지 효소발효액 1ℓ, 막걸리 1병, 생수 3ℓ, 식초발효 병, 모시 천, 고무줄

●조리순서Steps ●

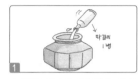

1 소독한 별도의 식초발효 병에 막걸리 1병을 붓는다.

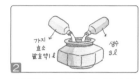

2 소독한 유리병에 가지효소발효액 1ℓ와 생수 3ℓ를 붓고 골고루 섞는다.

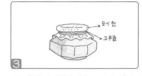

3 유리병의 주둥이를 모시 천으로 덮고 고무줄로 묶는다.

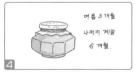

4 밀봉한 유리병을 여름에는 3개월, 나머지 계절은 6개월 이상 발효 시키면 식초가 된다.

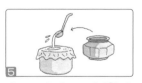

5 ❹를 모시 천으로 걸러낸 다음 1년 이상 숙성시키면 천연식초가 된다.

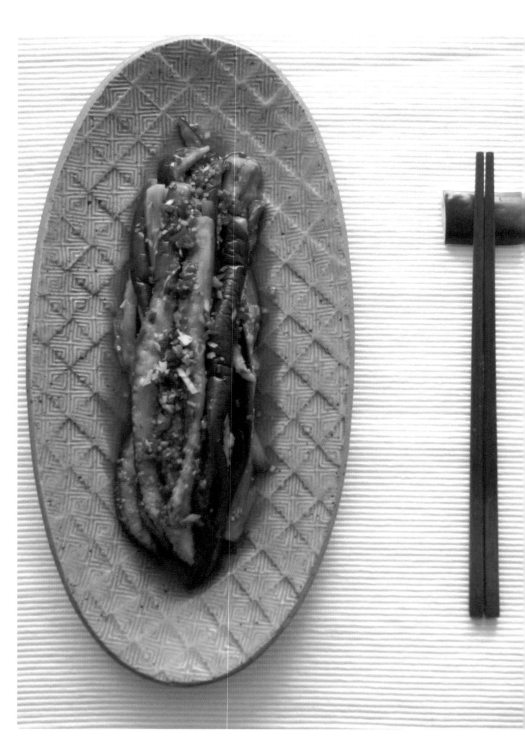

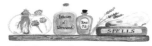

가지무침

●준비할 재료 ●

가지400g, 실파1뿌리, 붉은고추1개, 간장3큰술, 깨소금반큰술 소금조금, 참기름 2작은술 마늘 반큰술

● 조리순서Steps ●

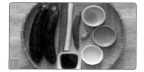

재료를 준비한다.

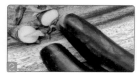

가지는 꼭지를 떼고 정리한다.

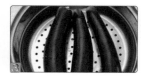

소금을 약간 넣고 통째로 찜기에 찐다.

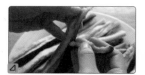

쪄낸 후 찬물에 잠시 담갔다가 건져 놓은 가지를 결대로 찢는다.

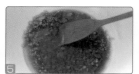

다져놓은 붉은 고추, 실파와 간장, 깨소금, 고춧가루, 마늘 참기름을 분량대로 섞어 양념장을 만든다.

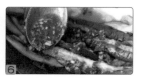

쪄내어 식힌 가지는 가지런히 담고 양념장을 얹는다.

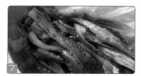

먹을 때 찐 가지와 함께 무쳐 먹는다.

눈의 건강과 치매를 예방해 주는
피망과 파프리카

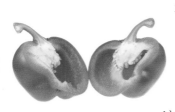

피망은 항산화 작용이 강한 비타민A · E · C가 풍부하다. 녹색 피망은 베타카로틴이 풍부하고 빨간 파프리카는 캡산틴, 노란 파프리카는 루테인과 제아크산틴, 파이토케미컬 등을 풍부하게 함유하고 있다.

베타카로틴은 체내에서 비타민A로 변환되어 치매를 예방해준다. 캡산틴은 활성화산소를 제거하는 강력한 항산화작용으로 항암효과, 노화방지, 심혈관질환 등을 예방해준다. 루테인은 항염증 특성을 가진 유기색소이고 제아크산틴은 주홍색에서 노란색을 나타내는 지용성 색소성분인데, 두 물질은 우리 눈의 건강을 지켜준다. 즉 눈의 황반부에 나타나는 황반변성증이나 백내장 예방에 효과가 있다. 우리의 눈 건강을 지켜준다.

파이토케미컬 역시 항산화작용이 강하기 때문에 세포의 노화와 치매를 예방해준다. 이밖에도 면역력 증진, 해독작용, 혈액순환 개선 등에도 효능이 있다.

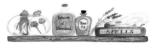

파프리카로 만드는 해독 주스

●준비할 재료●

파프리카 100g, 당근 50g, 브로콜린 50g, 양배추 50g, 토마토 50g, 꿀 1작은술, 물 300cc

●조리순서Steps●

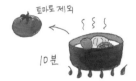

1 토마토를 제외한 재료를 냄비에 넣고 10분을 삶는다.

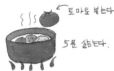

2 끓으면 토마토를 넣고 5분 더 삶는다.
3 완전히 식힌다.

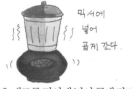

4 삶은 재료를 믹서에 넣어 곱게 간다.

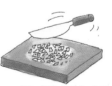

5 깨끗이 씻은 파프리카를 잘게 썬다.

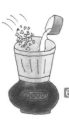

6 모두 믹서에 넣고 다시 곱게 갈아 마시면 된다.

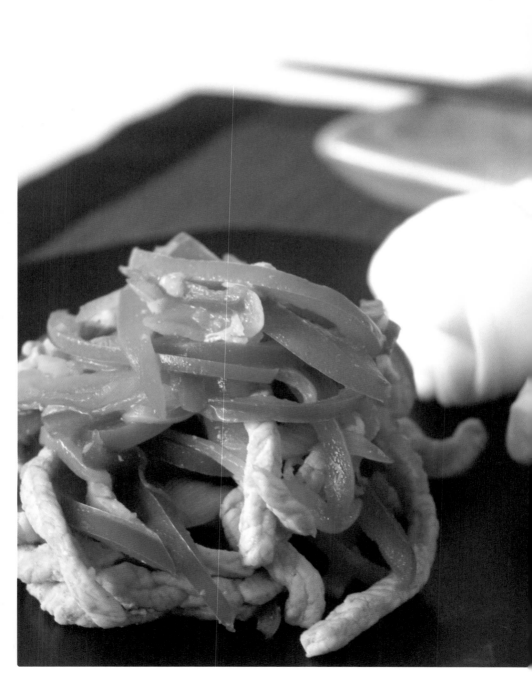

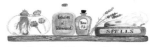

고추잡채요리

● 준비할 재료 ●

피망 3~4개 양파 1개 버섯류(없으면 생략) 돼지고기 100g 다진 마늘, 간장, 소금 고추기름, 꽃빵

● 조리순서Steps ●

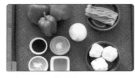

재료를 준비한다.

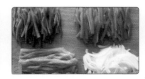

피망, 양파는 1~2mm 두께로 썰고 돼지고기는 2~3mm로 채 썬다.

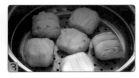

꽃빵을 미리 앉혀둔다. 약 10분 정도 찐다.

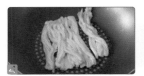

채 썬 돼지고기를 프라이팬에 고기를 볶는다.

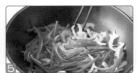

양파를 넣고 몇 번 저은 후, 나머지 피망 등을 넣고 볶는다. 돼지고기를 팬에 넣고 반쯤 익을 무렵, 마늘을 넣고 살짝 볶는다.

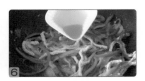

고추기름을 사용안할 것이면 간장 2/3순갈을 이때 넣는다.

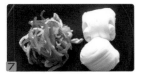

그릇에 담아내면 된다.

장수를 기약해주는 건강오일
올리브유

그리스나 이탈리아 등 지중해연안에 살고 있는 사람들은 동맥경화로 인한 심장병 발병이 적다고 한다. 그 이유를 파악하던 중이 지역 사람들 대부분이 올리브유를 다용으로 섭취하고 있다는 사실이 밝혀졌다. 이것으로 인해 올리브유가 건강을 약속해주는 기름으로 널리 알려지게 되었다. 올리브유 성분 70~80%가 올레인산으로 항산화작용이 매우 뛰어난 비타민E와 폴리페놀이 풍부하게 함유되어 있는데, 이것은 산화하기 어려운 기름으로 건강을 지키거나 찾으려는 사람들에게 인기가 높다. 따라서 건강을 위해 마리네와 드레싱으로 섭취하거나 가열 조리로도 섭취한다.

올리브유에는 몇 가지 종류가 있지만 올리브 과실을 저온으로 압착한 엑스트라버진 올리브유가 건강에 가장 좋다. 왜냐하면 올리브 과실에 함유된 영양소가 자연그대로 남아 있으며 이 가운데 항산화작용을 하는 성분이 풍부하게 함유되어 있기 때문이다.

올리브유를 선택할 때 자외선에 매우 약하다. 보관기간이 짧아 개봉 후에는 빨리 사용해야 한다.